Daniel Fahrenheit, Anders Celsius

Abhandlungen über Thermometrie

von Fahrenheit, Réaumur, Celsius

Verlag
der
Wissenschaften

Daniel Fahrenheit, Anders Celsius

Abhandlungen über Thermometrie

von Fahrenheit, Réaumur, Celsius

ISBN/EAN: 9783957006202

Auflage: 1

Erscheinungsjahr: 2015

Erscheinungsort: Norderstedt, Deutschland

Webseite: http://www.vdw-verlag.de

Cover: Foto ©Birgit Winter / pixelio.de

Abhandlungen

über

THERMOMETRIE

von

Fahrenheit, Réaumur, Celsius
(1724, 1730—1733, 1742)

———

Herausgegeben

von

A. J. von Oettingen.

Mit 17 Figuren im Text.

LEIPZIG
VERLAG VON WILHELM ENGELMANN
1894.

I.

Versuche über den Siedepunkt einiger Flüssigkeiten.

Von

Daniel Gabriel Fahrenheit.

Philos. Transact. London. T. XXX. 1724. S. 1—3.

[1] Als ich vor etwa zehn Jahren in der Geschichte der
Wissenschaften der Königl. Gesellschaft zu Paris gelesen hatte,
der berühmte *Amontons* habe mittels eines von ihm erfundenen
Thermometers entdeckt, dass das Wasser bei einer bestimmten Temperatur koche, hegte ich sogleich den dringenden
Wunsch, solch ein Thermometer mir selbst anzufertigen, um
diese schöne Naturerscheinung meinen Augen vorzuführen
und von der Richtigkeit dieses Versuches mich selbst zu
überzeugen.

Deshalb machte ich mich an die Construction solch eines
Thermometers, aber wegen mangelnder Uebung in derartigen
Arbeiten waren meine Bemühungen umsonst, trotz häufiger
Ansätze; und weil andere Aufgaben mich hinderten, sesshafter
der Construction von Thermometern mich zu widmen, verschob
ich alles auf günstigere Zeiten. Da aber der Mangel an Geschick und an Zeit meinen Wunsch nicht gemindert hatte,
blieb ich höchst begierig, den Versuch zu sehen. Mir fiel
wiederum ein, dass jener eifrige Naturforscher über die Be-
richtigung der Barometer geschrieben und gefunden hatte,
dass die Höhe der Quecksilbersäule im Barometer einigermaassen (d. h. recht wohl bemerkbar) von der Temperatur
des Quecksilbers abhängig sei. Daraus schloss ich, dass man
ein Thermometer aus Quecksilber construiren könnte, und dass
die Herstellung desselben nicht so schwierig sein könne; ich

hoffte mit demselben das so sehr ersehnte Experiment anstellen
zu können.

[2] Die Herstellung solch eines Thermometers gelang und
(trotz vieler Mängel) entsprach es meinem Wunsche; mit
grösster Spannung und Freude betrachtete ich nun den wahren Hergang[1]).

Drei Jahre waren seitdem vergangen, in denen ich optische
und andere Arbeiten vorhatte, als ich mich daran machte, zu
untersuchen, ob auch andere Flüssigkeiten einen festen Siedepunkt hätten. Die Resultate der Versuche zeigt nachstehende
Tabelle, deren erste Columne die angewandten Flüssigkeiten
enthält; die zweite ihr specifisches Gewicht; die dritte den
Wärmegrad, den jede Flüssigkeit beim Sieden erreicht.

Flüssigkeiten	Specifisches Gewicht bei 48° Wärme	Wärmegrad, der beim Sieden erreicht wird
Spiritus od. Alkohol .	8260	176
Regenwasser	10000	212
Salpetersäure	12935	242
Aschenlauge	15634	240
Vitriol-Oel	18775	546

Ich glaubte das specifische Gewicht jeder Flüssigkeit hin-
znfügen zu müssen, damit die von Anderen bereits angestellten oder noch auzustellenden Versuche, wenn sie von den
meinigen abweichen, mit denselben verglichen werden und
der Grund dafür auf ein anderes specifisches Gewicht zurückgeführt werden könne. Uebrigens sind obige Versuche nicht
zu gleicher Zeit angestellt und daher könnten die Flüssigkeiten
nicht von ein und demselben gleichen Grade der Wärme afficirt worden sein; da aber in verschiedener Weise und ungleich
das specifische Gewicht verändert wird, habe ich alle Werthe
auf 48 Grad bezogen (ein Stand, der auf meinen Thermometern gerade auf der Hälfte steht zwischen dem untersten
Punkte strengster Kälte, wie man ihn durch Mischung von
Wasser, Eis, Salmiak oder Seesalz erhält, und dem Grad von
[3] Wärme, wie er im Blute des gesunden Menschen gefunden
wird).

Flüchtige Oele fangen auch bei einem bestimmten Grade
an zu sieden, aber während des Siedens vermehrt sich ihr
Wärmegrad. Vielleicht deshalb, weil die flüchtigeren Theile

davongehen, während die harzigen mit stärkerer Attraction zurückbleiben.

Fette Oele (olea fixa) werden erst von sehr hoher Hitze erregt, so dass das Quecksilber im Thermometer zugleich mit ihnen zu kochen anfängt, daher ihr Siedepunkt (eorum calor) auf die angegebene Weise kaum sicher wird erforscht werden können. Ich habe aber eine andere Art ersonnen und hoffe, dass ich die Ehre haben werde, der berühmten königlichen Gesellschaft gegenüber später davon Mittheilung zu machen.

Ausser Alkohol und Wasser werden auch andere Flüssigkeiten ihren Siedepunkt verändern, besonders wenn man sie in grosser Menge anwendet und längere Zeit kocht.

II.

Experimente und Beobachtungen über das Gefrieren des Wassers im Vacuum.

Von

Daniel Gabriel Fahrenheit.

Phil. Transact. London. Vol. XXXIII. 1724. S. 78—84.

[78] Unter vielen wunderbaren Naturerscheinungen schien mir stets das Erstarren der Gewässer von nicht geringer Bedeutung; oft schon war ich begierig zu erforschen, welches die Wirkung der Kälte sein werde, wenn man das Wasser in einen von ·Luft entleerten Raum brächte. Und weil der 2., 3. und 4. März (nach altem Style) im Jahre 1721 solchen Versuchen günstig waren, wurden an den genannten Tagen nachstehende Beobachtungen und Experimente angestellt.

Ehe ich zur Beschreibung der Versuche übergehe, wird es nöthig sein in wenig Worten der Thermometer, die ich verfertigt habe, Erwähnung zu thun, sowie der Eintheilung ihrer Scalen, und ferner die Methode zu beschreiben, wie die Thermometer von Luft befreit werden. Zwei Arten von Thermometern werden von mir angefertigt, die eine ist mit Weingeist, die andere mit Quecksilber gefüllt. Die Länge wird je nach dem Zwecke verschieden gewählt. Alle aber kommen darin überein, dass sie in der Gradzahl der Scala übereinstimmen und zwischen bestimmten Grenzen ihre Variationen haben. Die Scala derjenigen Thermometer, die nur zu meteorologischen Beobachtungen dienen, fängt bei 0 an und hört bei 96 auf. Diese Scala beruht auf der Bestimmung dreier Fixpunkte, die man auf folgende Weise erhält[2]); [79] der erste, unterste liegt am Anfang der Scala und wird gefunden durch eine Mischung von Eis, Wasser und Salmiak oder auch Seesalz; wenn man das Thermometer in diese Mischung taucht, so sinkt das Fluidum herab bis zu dem Punkte, der mit 0 bezeichnet ist. Dieser Versuch gelingt besser im Winter als im Sommer. Den zweiten Punkt erhält man, wenn Wasser und Eis ohne die erwähnten Salze vermischt werden; wenn man das Thermometer in diese Mischung taucht, wird die Flüssigkeit beim 32. Grade stehen und diesen Punkt nenne ich den Anfangspunkt des Gefrierens; denn stehende Gewässer überziehen sich schon mit einer zarten Eisschicht, wenn im Winter die Thermometerflüssigkeit diesen Grad erreicht. Der dritte Punkt befindet sich beim 96. Grade; und der Alkohol dehnt sich bis dahin aus, wenn das Thermometer im Munde oder in der Achselhöhle eines gesunden Menschen steckt und dort so lange gehalten wird, bis es vollkommen die Temperatur des Körpers angenommen hat. Soll aber die Temperatur eines Fiebernden oder an anderen Krankheiten Leidenden untersucht werden, so muss man ein anderes Thermometer anwenden, dessen Scala bis 128 oder 132 Grad verlängert ist. Ob diese Grade bei den hitzigsten Fiebern ausreichen, habe ich nicht erforscht, ich glaube aber nicht, dass die vorgenannten Grade in irgend einer Fieberglut überschritten werden. Die Scala solcher Thermometer, die zum Bestimmen der Siedepunkte von Flüssigkeiten dienen sollen, fangen auch bei 0 an, reichen aber bis 600 Grad, denn bei dieser Temperatur ungefähr fängt das Quecksilber (womit das Thermometer gefüllt ist) selbst an zu kochen.

Damit aber die Thermometer von allen Temperaturänderungen rasch afficirt werden, sind statt der Kugeln Glascylinder angebracht, welche wegen ihrer grösseren Oberfläche schneller die Wärme durchströmen lassen.

[80] Nach dieser kurzen Erwähnung der Construction meiner Thermometer soll nun die Art der Evacuirung beschrieben werden, von der Anfangs die Rede war. Ein Glaskügelchen A an einer Röhre BC von 2 bis 3 Zoll Länge bei C verengert, wird über Feuer erwärmt, wonach das Ende in Wasser getaucht und so lange in demselben belassen wird, bis durch die Abkühlung der Luft im Kügelchen einige Tropfen Wasser in letzteres eingetreten sind; darauf bringt man die Kugel wiederum über die breitere Flamme einer Lampe oder

man hält sie mittelst einer Zange über glühenden Kohlen, bis
das eingeschlossene Wasser zu kochen anfängt und Wasser-
dämpfe wie bei der Aeolipile heftig ausströmen. Dieses Kochen
wird einige Zeit fortgesetzt, dann das Kügelchen vom Feuer
fortgenommen und das Ende der Flamme einer Kerze genähert
Während das Kügelchen sich abkühlt, wird auch der vom
Feuer erzeugte Dampf condensirt, die Dämpfe entweichen
weniger heftig, und nachdem solches aufgehört hat, wird in
demselben Moment das Ende zugekittet, indem man dasselbe
hermetisch zuschweisst und es so luftleer erhält. Ob in solcher Weise die Evacuirung von Luft gelungen sei, kann man
erfahren, wenn man das Ende unter Quecksilber abbricht,
wobei das ganze Kügelchen sich mit Quecksilber anfüllt, wenn
man nur die Spitze vorsichtig ohne Zutritt der Luft abge-
brochen hat. Man kann das Abbrechen auch unter Wasser
vornehmen, doch wenn man hierbei auch die allergrösste
Sorgfalt beobachtet, so wird dennoch das Kügelchen nicht ganz
mit Wasser angefüllt; während nämlich das Wasser in das
evacuirte Kügelchen eintritt, wird Luft, die immer im Wasser
in einer gewissen Menge enthalten ist, von demselben in sehr
kleinen Bläschen abgesondert, die zusammenlaufend in Form
eines grösseren Bläschens im Kügelchen auftreten. Man kann
ebenso die Füllung ausführen, wenn man den dritten Theil
oder die Hälfte oder noch mehr mit Wasser anfüllen will;
nachdem aber solches geschehen, wird wieder das Kochen
hervorgerufen, [81] dann wieder hermetisch verschlossen.
Nach diesen Erläuterungen gehen wir zu den Versuchen über.
    Die Glaskugel hatte ungefähr einen Zoll Durchmesser.
Nachdem sie evacuirt und etwa zur Hälfte mit Regenwasser
angefüllt war, am 21. März 1721, setzte ich sie der Kälte
aus. Die Lufttemperatur nach einem nebenbei aufgestellten
Thermometer betrug 15 Grad*). Nach Verlauf einer Stunde
fand ich das Wasser im Kügelchen noch flüssig, und glaubte,
das Wasser sei noch nicht gehörig von der Kälte durchdrungen;
um aber allen Zweifel zu benehmen, liess ich das Kügelchen
die ganze Nacht hindurch im Freien. Am folgenden Tage,
am 3. März, früh Morgens um 5 Uhr fand ich das Wasser
noch immer flüssig, das Thermometer aber zeigte dieselbe
Temperatur, und ich schrieb nun dieses unvorhergesehene
Phänomen der Abwesenheit der Luft zu. Zur Erhärtung der

*) = — 9,4 Grad Cels. D. H.

Richtigkeit dieser Erklärung brach ich die Spitze ab, damit die Luft wieder hineinstreiche; nachdem solches geschehen, wurde die ganze Wassermasse äusserst schnell von feinen Eislamellen durchsetzt. Ich wollte nun vor einer Wiederholung des Versuches durch ein anderes Experiment feststellen, ob diese Eislamellen auf Wasser schwimmen würden, und zerbrach deshalb das Kügelchen und schüttete etwas vom Eise in einen mit Wasser gefüllten Glasbecher und sah sie schwimmen.

Während ich nun meine Augen auf kurze Zeit anderswohin gelenkt hatte und sogleich wieder auf den Glasbecher blickte, sah ich das Wasser durch und durch mit Eisnadeln durchsetzt, während die Zwischenräume zwischen diesen grösstentheils flüssig blieben. Das Thermometer stellte ich in diese Flüssigkeit und fand 32°. Begierig das Phänomen genauer und aufmerksamer zu beobachten, entschloss ich mich, den Versuch mit zwei anderen Kügelchen zu wiederholen: [82] nachdem dieselben wie zuvor vorbereitet waren, exponirte ich sie eine Stunde lang der äusseren Luft, die Flüssigkeit im Thermometer wies bereits 20° auf*). Nach Verlauf einer Stunde fand ich das Wasser in beiden Kügelchen flüssig, und nachdem der leere Raum wieder mit Luft gefüllt war, traten äusserst schnell (citissime) wieder Eislamellen im Wasser auf (wie beim ersten Versuche), und ihr Entstehen war ein so schnelles, dass man es kaum mit den Augen verfolgen konnte. Und da die Eisbildung im Becherglase meinen Augen entgangen war, war ich besonders begierig, dieses Phänomen zu sehen und die Entstehung der Lamellen aufmerksamer zu betrachten. Ehe ich aber das zweite Kügelchen zerbrach, befreite ich das Becherglas von den Eislamellen; dann erst zerbrach ich das Kügelchen und schüttete das Eis in den Becher. Das Eis schwamm wiederum, aber die Lamellenbildung wurde vergeblich von mir erwartet. Durch Geschäfte abgehalten, musste die Fortsetzung der Versuche bis zur Nacht verschoben werden. Nachdem dieselbe hereingebrochen war, um 11 Uhr Abends, setzte ich wiederum drei Kügelchen der Kälte aus. Zwei waren bis zur Hälfte gefüllt, die andere Hälfte blieb leer; im dritten jedoch blieb nur ein Viertel der Kugel leer. Die Temperatur der Luft betrug 26°**).

---

*) = — 6,7 Grad Cels. D. H.
**) = — 3,3 Grad Cels. D. H.

Um 4 Uhr Morgens fand ich dieselbe Temperatur und das
Wasser in den beiden zur Hälfte gefüllten Kugeln flüssig; in
der dritten war das Wasser gefroren und die Kugel zerbrochen.
Das Eis war mit sehr kleinen und feinen Bläschen durchsetzt,
die Durchsichtigkeit war stark gemindert und erinnerte an
eine unregelmässige Krystallisation eines Salzes. Ich schrieb
diesen entgegengesetzten Erfolg einem unsichtbaren [83] Riss
im Glase zu, und meinte, die äussere Luft sei da eingedrungen
und habe das Erstarren bedingt.

Wie ich nun so sehr begierig war, die Generation der
Lamellen im Glasbecher aufmerksam zu betrachten, und da
ich den letzteren aus dem Wohnzimmer in den Raum gebracht,
wo die Versuche angestellt wurden, so wollte ich die wenigen
Stufen emporsteigen, hierbei verfehlte ich eine Stufe, so dass
der Becher stark gestossen wurde, und in demselben Momente
schien die ganze Wassermasse von Eislamellen durchsetzt.
Aus diesem zufälligen Ereigniss ersah ich, dass Eis in genügend kaltem Wasser durch Erschütterung hervorgebracht
werden könne; sehr begierig war ich am folgenden Tage durch
den Versuch festzustellen, ob das Gefrieren auch im Vacuum
durch Erschüttern zu Stande käme. Nachdem das Kügelchen
einigermaassen geschüttelt worden war, erschaute ich zu meinem
grössten Entzücken das Schauspiel und erkannte sofort meinen
Fehlschluss, indem ich den flüssigen Zustand der Abwesenheit
der Luft zugeschrieben hatte. Ich erkannte an dem Thermometer, dass die Kälte abnahm, die Flüssigkeit war bis 28 Grad
emporgestiegen*); rasch trennte ich das Eis mit der Hand,
exponirte wieder ein Kügelchen der Luft (das andere war
leider zerbrochen). — Nach einer halben Stunde merkte ich,
dass der Frost noch weiter nachliess, das Thermometer hatte
32 Grad erreicht. Und da ich einsah, dass bei geschwundenem
Frostwetter eine Wiederholung der Versuche ein eitles Beginnen sei, wenn die Kügelchen noch länger der Luft exponirt blieben, so versuchte ich gerade jetzt noch einmal
durch Schütteln das Erstarren hervorzurufen; aber so stark
ich sie auch bewegte, es erschienen doch nicht die geringsten
Zeichen von Erstarrung. Da nun auf diese Weise alle Hoffnung auf weiteres Erstarren gescheitert war, so wollte ich
noch versuchen, ob nicht [84] jetzt noch durch Zutritt der
Luft die Erstarrung eintrete. Ich zerbrach die Spitze und

*) = — 2,2 Grad Cels.

sah sehr feine Eisnadeln durch die ganze Wassermasse hindurch entstehen, welche beim Rotiren des Wassers nach oben strebten und im Reflex des Lichtes von ihrer glatten Oberfläche einen wunderbaren Anblick gewährten. Da der Frost für diesen Winter mit diesem Tage aufhörte und damit die Versuche beendet waren, so nahm ich mir vor, in günstigerer Jahreszeit anderweitige Versuche anzustellen, die ich mir zurechtgelegt hatte. Der Winter 1722 war dermassen mild in Holland, dass die ganze Zeit hindurch die stehenden Gewässer kaum mit einer Eisdecke versehen waren. Und obgleich der Winter im Beginn des Jahres 1723 viel strenger war, so hinderte mich doch die Fülle von Geschäften und die grössere Nothwendigkeit anderer Versuche, jene wieder aufzunehmen. Einige Ueberlegungen betreffs der Ursachen dieser Erscheinungen würde ich zwar gern beifügen, aber wegen der ungenügenden Zahl von Versuchen will ich sie unterdrücken. Es genüge mir, die Versuche und Beobachtungen mitgetheilt zu haben, in der Hoffnung, dass dieselben von Männern, mit scharfsinnigem Geiste begabt, einer Beachtung gewürdigt werden.

III.

Specifische Gewichte einiger Substanzen, zu verschiedenen Zeiten zu verschiedenen Zwecken bestimmt.

Von

Daniel Gabriel Fahrenheit[3].

Phil. Transact. London. Vol. XXXIII. 1724. S. 114—118.

———

Gold	19081	Feuerstein homogen	2584	
Quecksilber . . .	13575*	Kochsalz	2125	
Blei	11350	Salpeter	2150	
Silber	10481	Alaun	1738	
Kupfer (schwedisch).	8834	Zucker (albiss.) .	$1606^{1}/_{2}$	
Kupfer (japanisch) .	8799	Vitriolöl	$1877^{1}/_{2}$*	
Eisen	7817	Gesättigte Pott-		
Zinn (aus einer Provinz		aschenlösung .	1563*	
Ostindiens, vulgo		Dasselbe (ein ande-		
Malacca)	7364	res Mal) . . .	$1571^{1}/_{3}$*	
Zinn (englisch) . . .	7313	Salpetersäure . .	$1293^{1}/_{2}$*	
Wismutherz	9850	Regenwasser. . .	1000	
Antimon	6622	Rüböl	913	
Messing	8412	Alkohol	826	
Bergkrystall	2669	Derselbe (stärker).	825	

[115] Die Versuche sind verschieden angestellt worden. Feste Körper wurden, wie gewöhnlich, erst mit einer genauen Waage in der Luft gewogen und dann nochmals, während sie in Regenwasser tauchten. Das Gewicht der Salze wurde zuerst in der Luft, dann in einer passenden Flüssigkeit bestimmt, und dann durch Rechnung mit dem Gewicht des

Wassers verglichen.. Das specifische Gewicht der Flüssigkeiten
wurde indessen mit einem eigenthümlichen Aräometer (dessen
Beschreibung ich ein anderes Mal geben werde*), zum Theil
aber auch mit den beistehend abgebildeten Gefässen bestimmt.

[116] Es wird eine ziemlich grosse Kugel *A* (Fig. 1) vor
der Flamme der Lampe geblasen und mit zwei Glasröhren an
entgegengesetzten Enden versehen. Die Enden dieser Röhren
sind offen, verjüngt und ein wenig aufgebogen, damit die
Flüssigkeit nicht ausfliessen könne. Unterhalb ist die Kugel

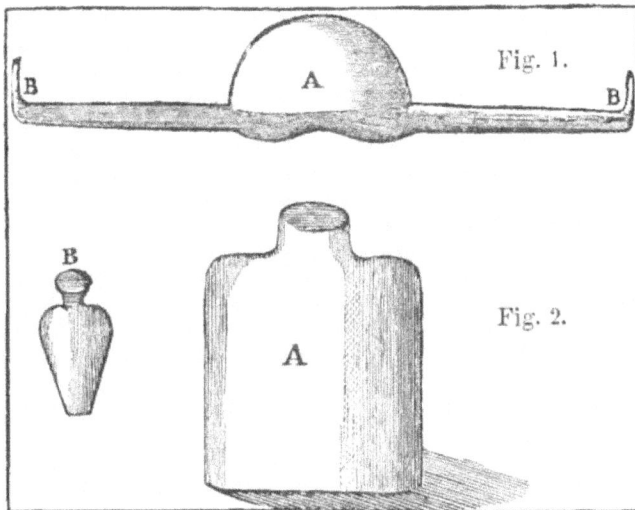

Abbildung der Instrumente zur Bestimmung des specifischen Gewichtes von Flüssigkeiten.

etwas abgeplattet worden, damit man sie besser auf die Waage
setzen könne.

Das Fläschchen *A* (Fig. 2) aus sehr feinem Glase an der
Lampe geblasen, mit einem hinreichend langen Halse versehen,
dessen Oeffnung möglichst genau mit dem inwendig hohlen
Stöpsel *B* verschlossen wird.

[117] Mit diesem Fläschchen können gleichfalls specifische
Gewichte von Salzen bestimmt werden und zwar folgender-
maassen. Das Fläschchen wird zuerst mit einer passenden
Flüssigkeit gefüllt (in welcher nämlich das zu untersuchende

---

*) S. folg. Artikel, Seite 15.

Salz sich nicht löst) und nachdem man das Gewicht der
Flüssigkeit bestimmt hat, wird die letztere wieder ausgegossen,
das Gefäss aber gut getrocknet. Darauf füllt man das Gefäss
mit Salz, fast ganz voll, an und bestimmt das Gewicht dieses
Salzes; dann füllt man die Zwischenräume mit der Flüssigkeit
aus und bestimmt den hierdurch entstandenen Zuwachs an
Gewicht. Zieht man dieses Gewicht vom ganzen Flüssigkeits-
gewichte ab, so wird der Rest das Gewicht der von dem Salz
verdrängten Flüssigkeit angeben.

Die neutrale Pottasche braust nicht in Salpetersäure auf.
Quecksilber in Salpetersäure aufgelöst wird mit weisser Farbe
niedergeschlagen. Ueber Kohlen gesetzt, zerknistert es und
zerstiebt in kleinen Stücken. Salpeter im Tiegel über dem
Feuer wird geschmolzen und von aller Feuchtigkeit befreit,
wobei vorhandene Lufträume mit Salpeter angefüllt werden.

Die specifischen Gewichte der mit einem Asterisk ver-
sehenen Flüssigkeiten sind durch Rechnung auf 48 Grad
meiner Thermometer reducirt, und von einigen war schon bei
meinen Versuchen über Siedepunkte die Rede.

Das einfachste Verfahren zur Bestimmung der Differenz
der specifischen Gewichte in Folge verschiedener Temperaturen
besteht darin, dass man zuerst die weniger warme Flüssigkeit
ins Gefäss bringt (deren Temperatur indessen mit dem Thermometer gemessen werden muss) und das Gewicht bestimmt,
darauf füllt man es wieder mit der wärmeren Flüssigkeit und
wägt wieder. Hat man auch diesesmal die Temperatur beobachtet, so erhält man die Differenz der specifischen Gewichte, die die Wärme zwischen jenen Graden bewirkt hat,
und kann dann leicht durch Rechnung für jeden Grad die
Bestimmung ausführen.

[118] Die Versuche wurden in der Luft angestellt: mithin muss jeder Zahl das Gewicht der Luft hinzugefügt werden,
wenn man die Schwere der Substanzen im leeren Raum haben
will. Aber das specifische Gewicht der Luft im Vergleich
zum Wasser ist nahezu 1 1000, wie solches den Natur-
forschern hinreichend bekannt ist.

IV.
Beschreibung und Gebrauch eines neuen Aräometers.

Von

Daniel Gabriel Fahrenheit.

Phil. Transaet. London. Vol. XXXIII. 1724. S. 140—141.

[**140**] Es ist bekannt, dass man das specifische Gewicht
der Flüssigkeiten auf zwei Arten bestimmen kann, nämlich
mittelst der Waage oder mittelst des Aräometers. Die Schwierigkeit beim ersteren Verfahren besteht darin, dass, da die
Waage, nur wenn sie sehr genau construirt ist, benutzt werden
darf und da sie nur auf wenigen Punkten ruht, sie sehr leicht
im Laufe der Zeit verderben wird, daher die Experimente
nicht mit der nöthigen Schärfe ausgeführt werden können.
Genauere Aräometer dagegen, deren Construction bisher nicht
bekannt war, leiden besonders an der einen Unbequemlich-
keit, dass man nicht mit ein und demselben Instrumente die
Gewichte aller Flüssigkeiten bestimmen kann, so dass, wenn
man die letzteren wechselt, man auch ein anderes Aräometer
anwenden muss. Auf Grund dieser Ueberlegungen erwog ich
den Gebrauch des Aräometers und bemerkte, dass die erwähnten
Schwierigkeiten durch Construction des folgenden Instrumentes
gehoben werden können.

Der ziemlich grossen Kugel A (je grösser, um so besser),
werden nach entgegengesetzten Seiten zwei Röhren angeschmelzt
CD und EF, der sehr feinen Röhre EF' wird eine Schale
aufgesetzt und mitten auf der Röhre der Punkt a sehr zart,
aber deutlich vermerkt. Das andere Ende der Röhre CD ist
mit einer Kugel B versehen und dient als Gefäss für das untere
Gewicht (denn das Instrument muss beschwert werden). Die
Entfernung der Kugel vom Mittelpunkte der Kugel A ist drei
mal so gross, wie die Entfernung der Schale G von demselben
Centrum. Nachdem das Instrument so hergerichtet, wird die

Kugel B mit soviel Quecksilber angefüllt, dass, wenn das Aräometer in sehr leichte Flüssigkeiteu, wie z. B. [141] rectificirten
Weingeist oder Terpentinspiritus getaucht wird, es in derselben
fast genau bis a eintaucht; ist solches ge-
lungen, so wird die Röhre nahe bei E hermetisch zugeschmolzen uud das Instrument
auf einer genauen Waage gewogen; und
dieses Gewicht des Instrumentes wird zugleich das Gewicht der vom Instrument
verdrängten Flüssigkeit sein, wie jedem mit
der Hydrostatik Bewanderten wohlbekannt
ist. Wenn aber schwerere Flüssigkeiten zu
untersuchen sind, wie z. B. Wasser, Laugen
oder Säuren, so findet man die Unterschiede
ihrer Gewichte, indem man auf der Schale
G mit solchem Gewicht das Instrument beschwert, dass es wieder bis a eintaucht.
Nach Hinzufügung dieses Gewichtes zu dem
des Instrumentes wird man die specifischen
Gewichte jener Flüssigkeiten hinreichend genau erhalten: und ähnlich mit andereu.

Ich sagte, das Instrument tauche in
den erwähnten Experimenten fast bis zum
Punkte a; denn es ist besser, wenn die
Flüssigkeit nicht vollkommen denselben erreicht, sondern erst nach Hinzufügung ganz
kleiner Gewichtsstückchen; denn wenn man
etwas leichtere Flüssigkeiten prüfen wollte,
oder wenn durch die Wärme das specifische
Gewicht verringert würde, wird man dennoch das Instrument gebrauchen können,
was sonst nicht gelänge, wenn im Alkohol
es genau bis a eintauchte.

Während der Versuche sorge man dafür, dass die Oberfläche sowohl des Instrumentes als auch der Flüssigkeiten nicht
mit irgend welchem Fett oder anderen hete-
rogenen Theilchen überzogen sei; sonst
werden die Versuche niemals genau genug ausfallen; wie mit
Recht ein sehr scharfsinniger Herr, Mitglied dieser berühmten
Societät, bei der Unterhaltung über das Instrument betonte.

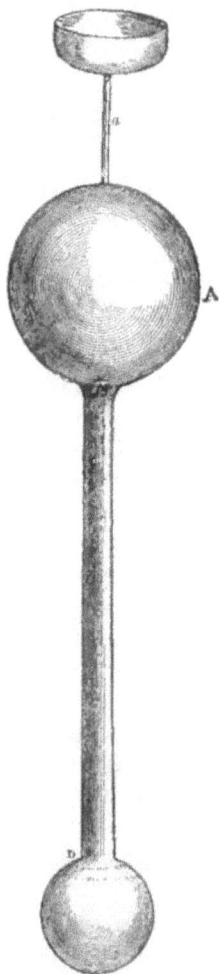

Fig. 3.

V.

Beschreibung eines neuen Barometers (Hypsobarometer).

Von

Daniel Gabriel Fahrenheit.

Phil. Transact. London. Tom. XXXIII. 1724. S. 179, 180.

[179] In dem Bericht über meine den Siedepunkt einiger
Flüssigkeiten betreffenden Versuche habe ich erwähnt, dass
an dem damaligen Termine der Siedepunkt des Wassers
212 Grad betragen habe [4]); später habe ich durch verschiedene
Beobachtungen und Versuche erkannt, dass dieser Punkt, der
bei derselben Schwere der Atmosphäre derselbe bleibt, fest
sei, aber dass bei veränderter Schwere der Atmosphäre
derselbe in verschiedenem Sinne sich ändern könne. Die zu
diesem Zwecke angestellten Versuche könnte ich jetzt schon
mittheilen, aber weil ich noch über einige Verhältnisse mich zu
unterrichten wünsche, werde ich die Beschreibung derselben
vorläufig verschieben und einstweilen nur einer Eigenschaft
des Thermometers Erwähnung thun, welche, wenn nicht
mehr, so doch mindestens ebenso gut uns die Schwere der
Atmosphäre bestimmen lässt, wie das Barometer. Bei-
stehende Figur diene zur Erklärung. Auf den Cylinder AB
folgt die Röhre BC, darauf die längliche Kugel CD, der
eine Röhre DE aufgesetzt ist, mit einer sehr feinen Oeffnung

an der Spitze.   Der Cylinder wird mit einer Flüssigkeit angefüllt, die den Siedepunkt des Wassers vertragen kann. In der Röhre BC wird die Temperatur der Luft mittelst der Scala bc gemessen. Setzt man aber dieses Thermometer dem siedenden Wasser aus, so wird die Flüssigkeit des Thermometers nicht bloss die Kugel CD ausfüllen, sondern noch bis zu verschiedenen Graden der Strecke DE ansteigen, je nach der Temperatur, die das Wasser zur Zeit des Versuches in Folge der Schwere der Atmosphäre annimmt.   Wenn z. B. zur Zeit des Versuches die Quecksilberhöhe im Barometer 28 Londoner Zoll beträgt, wird die Flüssigkeit in diesem Thermometer [180] die unterste Stelle in DE einnehmen; wenn aber die Schwere der Atmosphäre das Gleichgewicht hält einer Quecksilberhöhe von 31 Zoll, wird die Flüssigkeit durch die Wärme des siedenden Wassers bis zum äussersten Ende von DE reichen; die verschiedenen Stände beim siedenden Wasser braucht man nicht mit Graden zu bezeichnen, sondern man kann statt dessen die Anzahl der Zolle vermerken, mit welchen gewöhnlich die Quecksilberhöhe in Barometern gemessen wird, und in dieser Weise die Scala de theilen.

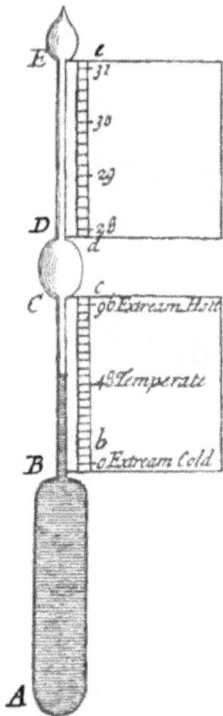

Fig. 4.

I.

Regeln zur Construction von Thermometern mit vergleichbaren Scalen,

die eine Vorstellung von der Kälte und der Wärme geben, die auf bekannte Maasse bezogen werden können.

Von

René Antoine Ferchault de Réaumur.

(Hist. et Mém. de l'Acad. de Paris, année 1730.)

Die Thermometer sind ohne Widerrede eine der hübschesten Erfindungen der modernen Physik, welche zugleich am meisten zu deren Fortschritten beigetragen haben. Sie haben uns eine grosse Zahl interessanter Kenntnisse vermittelt, die ohne ihre Hilfe nicht erreichbar erschienen. In wie viel Fällen hätten wir ohne Thermometer erfahren können, dass mit einander zusammengemischte Flüssigkeiten sich erwärmen? Ohne Thermometer hätten wir niemals entdeckt, dass beim Auflösen gewisser Salze eine Abkühlung eintritt, und bei welchen Salzen solches am stärksten geschieht. Wir wüssten auch nicht, dass ein Eisstück kälter sein kann als ein anderes. Wir wüssten ebensowenig, dass siedendes Wasser eine Temperatur hat, über welche hinaus das Wasser nicht erwärmt werden kann. Alle Physiker wissen, dass zahllose Experimente mit dem Thermometer in der Hand angestellt werden müssen. Und nicht sie allein bedürfen dieses Instrumentes; es ist nicht auf ihre Laboratorien beschränkt geblieben; man liebt es sehr, das Thermometer zu beobachten, um die Temperatur der Luft zu erfahren; namentlich wenn die Kälte oder die Wärme unbequem wird, beachtet man das Instrument: während des strengen

Winterfrostes, während der versengenden Sommerhitze spricht
man in der gewöhnlichen Unterhaltung von den Graden,
[453] die das Thermometer in dem einen oder anderen Sinne
erreicht hat.

Weiss man einerseits, wie amüsant und nützlich dieses
Instrument ist, so kennt man andrerseits seine Unvollkommenheit. Der Gang fast aller Thermometer ist verschieden; obwohl derselben Luft ausgesetzt, steigt die Flüssigkeit in ˙dem
einen höher oder sie sinkt niedriger, als im anderen, obwohl
dieselbe Zunahme oder Abnahme der Wärme angezeigt werden
soll. Der Wechsel der Temperatur, der auf diesem Thermometer 4 oder 5 Grad beträgt, zeigt auf jenem 7 bis 8,
oder auch 2 bis 3, oder irgend eine andere Anzahl; und
man weiss nichts von dem Verhältniss zwischen den Graden
der verschiedenen Thermometer. Da sie sämmtlich, so zu
sagen, Verschiedenes aussagen, so versteht man schliesslich
nur das Thermometer, das man mehrere Jahre lang selbst
verfolgt hat, jedes andere bleibt unverständlich. Auch haben
die Thermometer bisher noch fast gar nicht zur Kenntniss der
grössten Kälte und grössten Wärme verschiedener Klimate ge-
dient, Fragen von grossem Nutzen und hohem Interesse. Wir
möchten doch gerne wissen, welchen Kälte- oder Wärmegrad
Menschen wie wir ertragen können. Auch wäre es wichtig,
zu erfahren, welcher Temperaturen Pflanzen und Bäume zu
ihrem Wachsthum bedürfen, die, wenn sie nicht bei uns ein-
heimisch sind, sich akklimatisiren könnten.

Aber nicht allein ist die Sprache der verschiedenen Thermometer unverständlich, ein jeder fasst auch die Angabe des
eigenen Instrumentes höchst unsicher auf. Man kennt die
Stellen grösster Wärme und grösster Kälte, man weiss, wieviel
Grad dazwischen liegen, aber weder giebt der einzelne Zwischen-
grad, noch die ganze Strecke ein wirkliches Maass ab.

Die Ursachen der Mängel der Thermometer sind nicht
minder bekannt, als die Mängel selbst; [454] es wäre unnütz,
sie hier zu erwähnen, wenn es nicht darauf ankäme, zu beurtheilen, ob die Hilfsmittel, zu denen ich greifen zu müssen
glaubte, allen Erwartungen entsprächen.

Thermometer sind Instrumente der Physiker, und Physiker haben ein Interesse an der Vervollkommnung gehabt;
sie haben sich damit abgegeben, sie haben verschiedene Formen
ersonnen; sie haben verschiedene Flüssigkeiten erprobt. Für
gewöhnlich nahm man Weingeist. In mehreren Thermometern

hat man Luft wirken lassen; in einigen hat die sich aus-
dehnende Luft den Weingeist vor sich hergetrieben, in anderen Quecksilber.

Wir wollen hier nicht alle bisher ersonnenen Thermometer erklären, das wäre eine recht grosse Arbeit; wir gebrauchen gegenwärtig nur eine sehr einfache Construction,
und zwar eine der ältesten, die auch am meisten verwandt
worden ist, ich meine das sogenannte Florentiner Thermometer, das man täglich überall sieht. Es besteht aus einer
hohlen, am oberen Ende hermetisch verschlossenen Glaskugel, die an eine lange Glasröhre angeschmelzt ist. Bekannt-
lich sind die Kugel und ein Theil der Glasröhre mit roth-
gefärbtem Weingeist gefüllt; nimmt die Wärme in der Umgebung der Glaskugel zu, so dehnt sich der in derselben
befindliche Weingeist aus und erhebt sich in der Glasröhre,
während dieselbe Flüssigkeit sich zusammenzieht, wenn sie
Wärme verliert.

Die Glasröhre ist an einer dünnen Platte befestigt, auf
welcher man ein mit Graden bedrucktes Papier angebracht hat.
Das auf gleiche Weise bedruckte Papier dient für verschiedene
Thermometer, als ob deren Gradbetrag derselbe wäre.

Aus dieser Construction folgt, — und man weiss das sehr
wohl — dass, wenn eine Temperaturänderung in der Luft
eintritt, in verschiedenen Thermometern verschiedene Grade
durchlaufen werden, [455] sowohl beim An- als Absteigen,
je nach dem Verhältniss des Durchmessers der Kugel zu dem
der Röhre. Hieraus erhellt, dass einige Thermometer wenig
empfindlich sind, andere dagegen zu sehr; aus Mangel an
Raum für die Flüssigkeit sind zuweilen die Röhre oder die
Kugel zerbrochen durch den Druck der sich ausdehnenden
Flüssigkeit; in einigen Thermometern versinkt zuweilen die
Flüssigkeit ganz in die Kugel hinein, ehe noch eine strenge
Kälte eingetreten war. Dass es unter solchen Umständen
unmöglich ist, Thermometer mit proportionalem Gange zu
finden, leuchtet ein, denn es ist unmöglich, zwei ganz gleiche
Kugeln von gleichem Durchmesser und gleicher Rundung zu
erhalten; denn solche Kugeln sind stets unvollkommen.
Röhren von bestimmtem Durchmesser herzustellen, ist nicht
minder schwer. Dieselben sind zudem meist an einem Ende
dicker als am anderen, und zwar ziemlich beträchtlich; ihr
Inneres hat oft Ungleichheiten, die man von aussen nicht erkennen kann. Alles dieses hat schlimmere Folgen, als man

glauben möchte; ich habe durch genaues Messen gefuuden,
dass zwei Stücke ein und derselben Glasröhre von gleicher
Länge in gleiche Grade getheilt zu Thermometern verwandt,
so ungleich waren, dass das eine Stück fast das Doppelte von
der Flüssigkeit des anderen aufnahm.

Nehmen wir aber an, dass abgesehen von diesen unüber-
windlichen Schwierigkeiten man den Kugeln Röhren angefügt
hätte von bestimmtem Verhältniss der beiden Durchmesser ;
man wird doch noch nicht Thermometer von gleichem oder
proportionalem Gange haben, d. h. solche, die bei gleichen
Temperaturänderungen der Luft dieselbe Gradanzahl geben.
Es giebt noch eine Quelle von Verschiedenheiten, auf welche
man nicht genug geachtet hat, wenigstens ist mir kein Hülfs-
mittel dagegen bekannt geworden. Ich meine die Qualität des
Weingeistes, mit dem die Thermometerkugel angefüllt wird.
[456] Die Flüssigkeiten dehnen sich durchaus nicht gleichmässig aus bei gleicher Erwärmung. Man weiss das sehr
wohl und man hat absichtlich den Weingeist gewählt, weil
er gegen Kälte und Wärme am empfindlichsten reagirt, abgesehen von Luft. Weingeist dehnt sich weit stärker aus als
Wasser. Der rectificirteste Weingeist ist doch nur ein Gemisch
einer brennbaren Substanz. eines esscutiellen oder ätherischen
Oeles mit Wasser; Wasser macht den grössten Theil (la meil-
leure portion) des Gemenges aus. Die starke Ausdehnbarkeit
des Weingeistes (wenn ich mich kurz so ausdrücken darf,
was in der Folge von Nutzen sein wird) ist also dem in ihm
enthaltenen ätherischen Oele zuzuschreiben; je mehr davon
im Weingeist enthalten ist, um so stärker wird er sich ausdehnen; d. h. der am besten rectificirte Weingeist wird sich
mehr ausdehnen bei derselben Erwärmung. In zwei sonst
ganz gleichen Thermometern, die aber mit Weingeist verschiedener Qualität gefüllt sind, wird die Flüssigkeit weder auf
noch ab sich gleich verhalten; sie werden die Aenderungen
der Kälte und Wärme verschieden anzeigen. Nun hat man
bis jetzt die Thermometer nicht mit Weingeist bestimmter und
bekannter Qualität gefüllt, sondern das zufällig erhalteue benutzt. Die Verfertiger der gewöhulichen Thermometer begnügen
sich meist mit einem schwachen Weingeist.

Herr *Amontons* ist, als er von der Verdünnung des Weingeistes sprach. nicht so exact gewesen, wie es sonst seine
Gewohnheit war; er spricht so, als wenn alle Gattungen Weingeist dieselben Verdünnungen geben, und er ist nicht der

einzige Physiker, der so vorgeht. Es ist aber wesentlich, wenn man die Kälte- und Wärmegrade vergleichbar erhalten will auf verschiedenen Thermometern, dass sie mit derselben Flüssigkeit gefüllt seien oder mit zwei Flüssigkeiten, deren Ausdehnungsverhältnisse bekannt sind; [457] das aber hat man nie zu bestimmen versucht, und das ist es, was wir in dieser Abhandlung auszuführen versuchen werden. Man wird sehen, dass diese Fehlerquelle die Anzahl der Grade eines Thermometers fast doppelt so gross erscheinen lassen kann, als bei einem anderen, welches derselben Luft ausgesetzt wird.

Dieser Uebelstand ist vielleicht nicht minder gross bei den Thermometern, in welchen der Gang durch die eingeschlossene Luft bedingt wird, im Vergleich zu denen mit Weingeist oder irgend anderen Flüssigkeiten. Hat man wohl überlegt, und ist man berechtigt anzunehmen, dass die Luft in verschiedenen Jahreszeiten und in verschiedenen Ländern, selbst bei gleicher Temperatur aufgefangen, sich ganz gleich ausdehne? Die Luft ist keineswegs eine reine Flüssigkeit. In ein und demselben Luftvolumen ist mehr oder weniger Luft vorhanden, je nachdem dieselbe mehr oder weniger Exhalationen oder Dämpfe enthält, die der Luft beigemengt sind und die in hohem Grade die Tendenz zur Verdünnung verändern können.

Endlich, selbst dann, wenn man eine Flüssigkeit verwendet, deren Ausdehnbarkeit bekannt ist, hat man noch nicht Alles erreicht; die Flüssigkeiten haben kein beständiges Volumen, ebenso wenig wie die festen Körper, aber letztere zeigen keine so starken und plötzlichen Veränderungen wie gewisse Flüssigkeiten; sie gehen stetig von einem Grade der Ausdehnung zu einem anderen über und kehren wieder zu der Verdichtung zurück, je nach der Luft, die auf dieselben wirkt. Nun gilt es innerhalb der Grenzen der Ausdehnung und Verdichtung der Flüssigkeit, die man im Thermometer verwenden will, eine solche Temperatur zu finden, die man in allen Ländern herstellen kann und die einen Punkt abgiebt, von dem aus die Zählung der Grade beginnt oder aufhört. Die schöne Eigenschaft des Wassers, die Herr *Amontons* entdeckt hat, dass dasselbe nicht über die Siedetemperatur erhitzt werden kann, giebt einen solchen festen Punkt, d. h. einen Grad der Ausdehnung, den man überall haben kann und der überall derselbe ist[1]). Auch hat er diese Eigenschaft des Wassers benutzt zur Construction von Thermometern, die in allen Ländern gleiche Angaben zeigen. [458] Er ist mit grossem

Geschick vorgegangen, er hat Luft augewendet, die mit Quecksilber abgeschlossen war; im siedenden Wasser hat er diese
Luft ausgedehnt, die bei ihrer Erwärmung das Quecksilber
erhob bis zu dem festen Punkte des Herrn *Amontons*. Mittelst dieser Luft-Quecksilber-Thermometer hat er andere, mit
Weingeist gefüllte, verglichen und graduirt. Aber die Verschiedenheiten der Luft, je nach dem Wetter, der Jahreszeit,
dem Lande, gestatten kaum anzunehmen, dass diese erstge-
nannten Thermometer geeignet seien, das erhoffte Ziel zu erreichen. Wenn diejenigen, welche Herrn *Amontons'* Versuche
über die Ausdehnung der Luft bei verschiedener Belastung
haben wiederholen wollen, andere Resultate gefunden haben,
als dieser so exact arbeitende Akademiker, so ist vielleicht
nur die eingeschlossene anders beschaffene Luft daran schuld.
Uebrigens ist der genannte Uebelstand keinesweges der einzige, der da verhindert, dass dieses Thermometer den geist-
vollen Erwartungen des Erfinders entspreche. Der mittlere
Zustand der Luft, den er voraussetzt, und den er sehr ober-
flächlich bestimmt, die Schwierigkeit, Kugeln und Röhren von
gleicher Capacität zu beschaffen, eine praktisch schwer zu
überwindende Schwierigkeit; ferner die Vermehrung des Luftvolumens, die die Spannkraft derselben vermindert und die
Wirkung nicht so erscheinen lässt, wie man es nach der Ursache erwarten müsste und deren Maass sie sein sollte; kurzum,
viele Schwierigkeiten, die genau hervorzuheben weitläufig wäre,
wie z. B. die verschiedenen Reductionen in Folge des variablen
Atmosphärendruckes, alles dieses lässt jenes Thermometer nicht
ein so präcises Instrument sein, als man es zu haben wünscht.
Auch hat kürzlich ein italienischer Schriftsteller behauptet,
und zu beweisen versucht, dass *Amontons'* Thermometer noch
schlechter sei, als das von *Florenz*; das scheint nun starke
Uebertreibung zu sein, obwohl es wahr ist, dass das alte im
Gebrauch vorzuziehen wäre, aber doch nur weil jenes sehr
schwer zu construiren ist.

Ich habe sehr eifrig nachgedacht über das ingeniöse Verfahren *Amontons'*. [459] Alles was ich vorzuschlagen habe, ist
äusserst einfach, und ich glaube, dass meine Methode uns Thermometer geben wird, die verständlich sein werden und zwar in
allen Ländern. Zuvörderst beschreibe ich meinen Grundgedanken
und werde dann über die praktische Ausführung berichten.

Ich benutze eine sehr ausdehnbare Flüssigkeit, nämlich
Weingeist; da es aber zahllose Sorten giebt, so wähle ich

eine solche, die man zu jeder Zeit und in jedem Laude haben
kann. Ich stelle die Eigenschaften dieser Art Weingeist fest,
so dass keine Verwechslung mit anderen möglich ist und
eine vorhandene Abweichung bestimmt werden könne.

Ich bringe den gewählten Weingeist auf ein bestimmtes
Volum im Gebiete seiner Ausdehnbarkeit. Das könnte unter
einigen später zu besprechenden Vorsichtsmaassregeln geschehen
mit Hülfe der Siedetemperatur des Wassers, doch ziehe ich
das künstliche Gefrieren des Wassers vor, d. h. des Wassers,
das man künstlich erstarren lässt; Herr *Amontons* hat dasselbe gethan. Der Grad der Ausdehnung oder Contraction,
den der Weingeist durch dieses Eis annimmt, kann als fester
Punkt angesehen werden und ist geeignet, in fast allen Ländern der Welt hergestellt zu werden, wo man nur Thermometer anwenden mag. Obwohl es im Winter Eis giebt,
welches kälter ist als anderes Eis, so ist es doch ebenso leicht,
sowohl durch klare Ueberlegung wie durch Versuche festzustellen, dass die Temperatur des künstlichen Eises, der
Beginn des Erstarrens des Wassers ein fester beständiger Punkt
sei, gerade so, wie wir ihn brauchen.

Wenn der Weingeist wohl bestimmt und auf ein solches
Volumen gebracht ist, welches einem festen Temperaturpunkte
entspricht, so erübrigt noch alle verschiedenen Thermometer
so zu graduiren, dass ihr Gang derselbe oder ein proportio-
naler sei, trotz aller Unterschiede im Durchmesser der Kugeln
und der Röhren, trotz der Unregelmässigkeiten der Kugeln und
Glasröhren; sie so zu graduiren, dass [**460**] dieselben Grade
auf verschiedenen Thermometern stets dieselben Maasse der
Temperatur angeben; und dass diese Maasse einer gewissen
Vorstellung entsprechen, denn den gewöhnlichen Thermometer-
graden entspricht keine solche. Die letzteren lassen mich
zwar erkennen, dass die Flüssigkeit zwei oder drei Zoll gestiegen ist, aber wir erfahren nichts von der Volumänderung
der Flüssigkeit während dieses Ansteigens von zwei bis drei
Zoll. Wie mir scheint, hätte man Alles, was nur gewünscht
werden kann, wenn jeder Grad eine präcise Vorstellung von
dem Grade der Ausdehnung oder der Contraction der Flüssigkeit gäbe, denn die Wirkung der Erwärmung ist die Volumenvermehrung. Wie soll man besser die auf einander folgenden
Wärmegrade messen, als durch die Grade der Ausdehnung
der Flüssigkeit, die eine wirkliche Vorstellung von jenen
giebt. Also: die Menge des im Thermometer verwandten

Weingeistes ist mir bekannt, ich kenne den Betrag gewisser
Bestandtheile desselben ; z. B. das Volumen der beim Gefrieren
des Wassers verdichteten Flüssigkeiten sei 500 Theile; ein
jeder dieser Theile betrage 10, 20 etc. Kubiklinien, wenn ich
nur irgend ein Maass habe. Auf der Röhre merke ich den
Stand dieser Flüssigkeit an, die 500 Theile im künstlichen
Eise einnimmt (Fig. 1 CC); ober- und unterhalb werden die
Grade bezeichnet. Aber anstatt für jeden Grad gleich lange
Stücke der Röhre zu nehmen, wie solches bei gewöhnlichen
Thermometern geschieht, bestimme ich einen jeden Grad so,
dass er eine Strecke in der Röhre andeutet, die einem
jener Theile entspricht, mit welchem die Flüssigkeitsmenge
gemessen war. In unserem Falle z. B., wo wir 500 Theile
hatten, wird jeder Grad $1/500$ dieses Volumens betragen, und
in solche Theile, in solche Grade wird die ganze Röhre getheilt. Setzen wir solche Thermometer den veränderten Temperaturen der Luft aus, so werden die Aenderungen des
Standes verständlich sein und uns [461] bestimmte Vorstellungen geben, statt der vagen Ideen der anderen Thermometer. Erhebt sich die Flüssigkeit um 1, 2, 3 oder wenn
man will um 20 Grad über die Marke, so wird das anzeigen,
dass das Volumen, welches anfangs 500 war, jetzt 501, 502,
503 oder wenn man will 520 geworden ist. Weiss ich, dass
die Flüssigkeit sich um 20 Theile erhoben hat, so weiss ich
auch, dass ihr Volumen sich um $20/500$ oder $1/25$ vermehrt hat.
Hat dagegen die Kälte ein Herabsteigen um 10 Grad unter
den markirten Punkt hervorgebracht, so weiss ich, dass die
Kälte die Flüssigkeit verdichtet und das Volumen um $1/50$
vermindert hat. In ihrem ganzen Gange werden die Thermometer präcise Aenderungen anzeigen, die in bekannter Grösse
eine bekannte Flüssigkeit erfahren hat. Man wird alsdann
sich wohl verstehen, wenn man die Grade des Thermometers
in einer Jahreszeit mit denen einer anderen vergleicht; ferner
werden auch die Beobachtungen verschiedener nach diesen
Grundsätzen verfertigter Thermometer in verschiedenen Ländern verständlich.

Mir scheint, man kann von Thermometern nicht mehr
verlangen, als die eben erläuterte Construction darbietet; indess mag es schwierig erscheinen, die letztere auszuführen
und den Instrumenten die Eintheilung zu geben, deren Vor-
theile soeben erklärt wurden. Das Mittel indessen, das ge-
steckte Ziel zu erreichen, ist sehr einfach oder vielmehr recht

grob (très-grossier). Freilich wenn man durchaus so kleine Thermometer, wie sie bisher im Gebrauche waren, haben will,

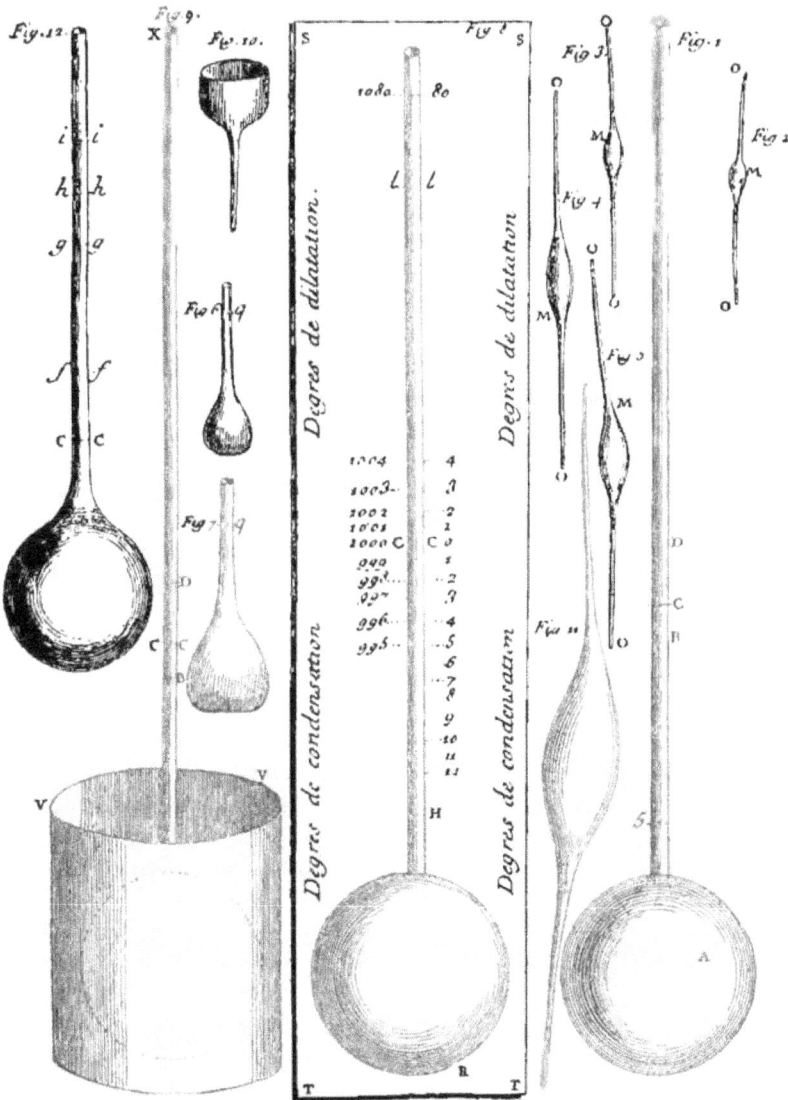

so wird es kaum möglich sein, die Röhren genau zu graduiren, so dass die Theile genaue Bruchtheile der eingeschlossenen Flüssigkeit einnehmen. Aber weshalb hat man bisher stets so kleine Instrumente verfertigt? Es scheint blos deshalb, weil man stets dabei geblieben ist, sie so einzurichten, wie die ersten waren. *Sanctorius*, ihr Erfinder, wollte, dass seine Kranken die Kugeln bequem in der Hand halten könnten. Mit den Thermometern ist es gegangen, wie es mit den Uhren auch geschehen wäre, wenn man zuerst kleine Uhren verfertigt und wenn man nur versucht hätte, blos ganz kleine Uhren zu vervollkommnen; [462] man wäre niemals zu exacten Zeitmessungen gekommen, bis endlich jemand den Vorschlag gemacht hätte, ausser den Uhren, die man in der Tasche bequem trägt, auch solche zu bauen, die in den Zimmern blieben; wodurch man dann zu einer Präcision gelangt wäre, die von Taschenuhren nie erwartet werden konnte. Auch die Barometer sollten uns daran denken lassen, für die Thermometer weitere Röhren zu wählen, als gewöhnlich geschieht. Die gewöhnlichen Barometer taugen gar nichts, wenn sie aus fast capillaren Röhren gefertigt sind, ähnlich denen der meisten Thermometer.

Man wird ausgezeichnete Thermometer bekommen, wenn man Röhren genügender Dicke anwendet; sie werden genügend dick sein, wenn sie denen der dicken Barometer gleich kommen, d. h. solchen, die innen $2\frac{1}{2}$—3 Linien Durchmesser haben; man wird auch dünnere verwenden können, aber die Construction wird besser ausfallen, wenn man die Durchmesser noch grösser nimmt, bis etwa $3\frac{1}{2}$ Linien, während auch die Kugeln verhältnissmässig vergrössert werden müssen [2]).

Freilich werden Kugeln und Röhren der geforderten Grösse nicht so niedliche Instrumente liefern, wie die gewöhnlichen Thermometer es sind. Wenn Astronomen nur niedliche Quartanten gebrauchen wollten, so müssten sie auf genaues Messen Verzicht leisten. Wenn übrigens die neuen Thermometer nur den Spielraum der alten haben sollen, d. h. wenn man den Stand derselben im kochenden Wasser nicht haben will, so wird die Länge der neuen Röhren nur wenig die der gewöhnlichen übertreffen; die Dicke der Kugeln wird weder unförmlich noch lästig erscheinen; ein dickes Rohr ist keineswegs unangenehm; denn während die Capacität gleich langer Röhren proportional dem Quadrate der Durchmesser wächst, nimmt die der Kugeln mit dem Cubus der Durchmesser zu. Kugeln von $4\frac{1}{2}$ Zoll Durchmesser [463] an Röhren von nahe 3 Linien Durchmesser werden genügen für gute empfindliche Thermometer.

In der Ueberzeugung, dass man sich leicht über die Kleinheit der Thermometer hinwegsetzen wird, um bessere zu erhalten, will ich nun beschreiben, wie unsere grossen Thermometer gefüllt und graduirt werden müssen. Die Versuche, die über das Verfahren angestellt worden sind, haben mich überzeugt, dass in praxi die Ausführung bequemer und weniger langwierig ist, als es in der Beschreibung derselben den Anschein hat. Ich nehme an, wir hätten eine Kugel von passendem Durchmesser an eine genügend dicke Röhre angeschmelzt (Fig 1, *A*). Alle Glashütten liefern solche Röhren; bequem gelegen ist die zu Sève, sie führt alle Bestellungen dieser Art aus, und auch ich habe mich dahin gewandt.

Da das Thermometer mit dem Maassgefäss in der Hand construirt wird, so muss man vor Allem sich verschiedene Maassgefässe besorgen. Man braucht deren sehr kleine, um die kleinsten Bruchtheile der angewandten Flüssigkeit zu bestimmen; sie dienen zur Ermittelung jeder einzelnen Gradstrecke der Röhre. Man braucht auch grosse, die 25, andere, die 50 bis 100 jener Theile fassen. Mit Hülfe dieser grossen wird das Verfahren abgekürzt. Jedes der kleinen Maasse enthält nur soviel Flüssigkeit, dass letztere 2, 3 oder 4 Linien Höhe in der Röhre einnimmt. Alles dieses ist unwesentlich und bezweckt nur, dass ein jeder Grad gleichviel beträgt und keine Aenderung im Gange der Thermometer bedingt und in demselben Verhältniss stehe bei allen zu fertigenden Thermometern.

Die Form der Maassgefässe ist aber wesentlich, ich habe eine den Physikern wohlbekannte Form gewählt. Sie ist aus einer kleinen Glasröhre geblasen (Fig. 2, 3, 4, 5), die in der Mitte [464] ein wenig angeschwollen ist in Gestalt einer Olive, von deren Enden sehr zarte Röhrchen ausgezogen wurden, die durchaus capillar sind (*O O*). In einem Worte die ausmündenden Röhrchen sind so dünn, dass ein Tropfen in denselben mehr als ein Zoll lang wäre. Ihre Länge ist beliebig, 15 bis 16 Linien genügen für jedes dieser Röhrchen, auch könnte ein jedes 2 Zoll lang sein. Es giebt zwei Arten dieselben zu füllen, beide gleich gut. Nach der einen steckt man das eine Ende in die Flüssigkeit und saugt am andern mit dem Munde, bis die Flüssigkeit die Zunge benetzt; nach der andern steckt man das Maassgläschen in die Flüssigkeit bis über die angeschwollene Stelle; alsobald wird die Flüssigkeit in den capillaren Theil emporsteigen. Man verschliesst das obere

Ende mit dem Finger oder noch sicherer mit der Zunge, hebt
so das Maass voll Flüssigkeit empor, ohne dass ein Tröpfchen
der aufgenommenen Menge ausflösse. Mit diesem Gläschen
fülle ich grössere Maassgefässe an; letztere bestehen aus
Glaskugeln verschiedenen Durchmessers, die mit Röhren von
4—5 Zoll Länge versehen sind (Fig. 6 und 7). Es ist
sehr wesentlich, dass diese grossen Maasse sehr genau seien;
man bezeichnet mit einem Faden die Stelle der Röhre, bis zu
welcher sie gefüllt sein müssen. Jedes Maassgefäss wird wenigstens 2—3 mal ausgemessen. Diese Mühe wird belohnt durch
die Freude an der Genauigkeit des Verfahrens.

Hat man einmal grosse und kleine Maasse, so kann man
ziemlich schnell die Thermometer graduiren, welches auch die
Capacität der Kugel und der Röhre sei. Wollen wir eines
graduiren. Das Verfahren bei diesem einen ist dasselbe bei
allen anderen. Zuvörderst bemerken wir, dass man den Weingeist nicht eher einführt, als bis die Grade verzeichnet sind.
Ich nehme an, wir haben eine Kugel mit ihrem Rohre, die
zusammen bald ein Thermometer bilden sollen. [465] Man
bezeichnet auf dem Rohre die Stelle, wo man die Flüssigkeit
beim Gefrieren des Wassers einstehen lassen will, und zwar
mit einem sehr feinen Faden, den man um die Röhre fest-
knotet (Fig. 1, B).

Diese Stelle des Gefrierpunktes des Wassers kann ziem-
lich willkürlich auf einer ziemlich grossen Strecke der Röhre
gewählt werden; nur muss sie etwa halb so nahe nach der
Kugel hin, als nach dem oberen Ende der Röhre liegen.
Wäre diese Entfernung bis zur Kugel nur ein Drittel oder ein
Viertel der andern, so würde das häufig auch wenig schaden.

Jetzt giesse ich in die Röhre 100 oder mehr Theile ein,
bis die Kugel angefüllt ist und die Flüssigkeit sich bis zur
Marke erhebt. Eine Schwierigkeit scheint der Umstand zu
bieten, dass die Flüssigkeit bei der Marke ein volles Hundert,
500 oder 800 oder 1000 betragen müsse, was doch nur selten
eintreten kann. In der Mehrzahl der Fälle wird die Flüssigkeit unter- oder oberhalb der Marke einstehen; alsdann braucht
man nur den Faden der Marke zu senken oder zu heben, bis
er auf der Flüssigkeit einsteht (Fig. 1, C C). In vielen anderen Fällen wird das letzte 100 kaum reichen, um die Kugel
zu füllen (Fig. 8, H), und wollte man jetzt 100 hinzugiessen,
so würden diese zu hoch stehen. Ich habe mir dann sehr
einfach geholfen: anstatt jetzt weniger als 100 zu giessen,

wodurch Zahlen entstünden, die beim Vergleich verschiedener Thermometer unbequem wären, schütte ich in die Kugel kleine, schwere Körper hinein, wie groben Grand oder Glasstückchen. Bleischrot wäre das bequemste, wenn nicht ein sogleich zu erörternder Umstand anderes Material nöthig machte. Diese festen Körper, welches sie auch seien, fallen in die Kugel (Fig. 8, *R*); [466] hier nehmen sie einen Raum ein, den vorher Flüssigkeit inne hatte; die Flüssigkeit steigt in der Röhre an; nachgeschüttete Körner lassen dieselbe an der gewünschten Stelle einstehen (Fig. 8, *C C*). Die Körner bewirken dasselbe, wie wenn man im Stande wäre, die Capacität der Kugeln zu vermindern. Da ein jedes derselben nur wenig Raum einnimmt und da ihre Ausdehnbarkeit äusserst gering ist im Vergleich zu dem des Weingeistes, sodass sie vernachlässigt werden kann, so werden sie in der Folge den Gang des Thermometers nicht merklich stören.

Die Flüssigkeit, mit der ich jene 100 Theile messe, ist Wasser. Ich graduire nicht mit Weingeist, dessen Volumen während der Messung anwachsen könnte. Versuche, die ich zuletzt anführen werde, beweisen, dass das Wasser während der zum Graduiren nöthigen Zeit nicht merklich sein Volumen verändert.

Mag das Instrument, mit dem wir uns jetzt abgeben wollen, 1000 Theile enthalten bis zur Gefrierpunktsmarke (Fig. 1, *C C*); oberhalb und unterhalb sollen die Grade bezeichnet werden. Die obere Strecke, die ich die der »Ausdehnungsgrade« (»degrés de dilatation«) nenne, soll mindestens das Doppelte der unteren betragen, die wir »Verdichtungsgrade« (degrés de condensation«) nennen. Die letzteren muss man zuerst bezeichnen. Will ich deren 25, 30 oder irgend eine andere Zahl haben, so giesse ich 25 oder 30 Theile aus dem Thermometer in ein Maassgefäss von 25 oder 30 ab, bis es voll ist. Jetzt fehlen ebenso viel in der Kugel.

Nachdem dieses bewerkstelligt ist, befestige ich das Thermometer mit Schnur oder feinem Messingdraht auf die für dasselbe bestimmte Platte, auf welche die Grade verzeichnet werden sollen. Ein weisses Papier zur Vermerkung der Striche wird aufgeklebt. Der erste Strich, den ich bezeichne, ist der des Gefrierpunktes des Wassers, genau [467] in der Höhe der Marke an der Röhre (Fig. 8, *C C*). Gegenüber bringe ich eben solch einen Strich an genau in der Höhe des Wasserniveaus (25. Fig. 1) und nun kann das Graduiren

beginnen. Ich fülle ein kleines Maassglas an und giesse es in
die Röhre: wenn alles ausgeflossen ist, mache ich einen Strich
bei dem neuen Niveau des Wassers. Man füllt wieder das
Maassglas, entleert es nochmals in die Röhre und vermerkt
wieder mit einem Strich den Stand des Wassers. Solches
wiederholt man so oft, als die Zahl der Grade in der Röhre
beträgt, die vermerkt werden soll.

Für die ersten Thermometer, die ich machen liess, wurde
das kleine Maassgläschen für die Strecke eines Grades mit
Wasser gefüllt, aber ich machte die Erfahrung, dass solch
eine Gradation langwierig war und, was noch schlimmer ist,
unsicher ausfiel. Eine kleine Menge Wasser in eine lange
Röhre gegossen genügt kaum die Wände zu benetzen; sie
fliesst langsam an den Wänden herab, an welchen sie adhärirt.
Man ist stets unsicher, ob das ganze Wasserquantum herab-
gesunken ist; die ganze Masse der ersten Maasse thut es
sicher nicht, ein Theil haftet stets an den Wänden. Ich
dachte, dass, wenn ich statt Wasser Quecksilber nähme, ich alle
diese Uebelstände vermeiden würde. Quecksilber haftet nicht
am Glase und diese schwere Flüssigkeit sinkt sofort herab.
Auch habe ich gesehen, dass in dieser Weise die Graduirung
gut und schnell ausgeführt werden kann. Man vortheilt sehr
durch Anstellung zweier Assistenten. Der eine füllt das
Maassglas mit Quecksilber und schüttet letzteres in die Röhre
aus. Sobald es in die Kugel gesunken ist, verdrängt und
hebt es das Wasser bis zu der entsprechend gesuchten Höhe.
In diesem Moment zieht der zweite Gehülfe einen Strich auf
die Platte in der Höhe des Niveaus. Hundert Grad oder
weniger, die zu vermerken sind, werden der Art in kurzer
Zeit und sehr genau verzeichnet.

Wenn alle Striche gezogen sind, nimmt man das Thermometer von der Platte fort und verzeichnet nach Belieben den
Werth jedes Striches je nach der Stelle, die er einnimmt,
d. h. also den Gradwerth; [468] ich lasse sogar auf beiden Seiten Inschriften machen, jederseits verschiedener Art (Fig. 8).
Einerseits schreibt man 0 beim grossen Strich des Gefrierpunktes. Der erste Strich unterhalb wird mit 1, der folgende
mit 2 bezeichnet und so fort bis 25, in unserem Beispiele die
letzte Marke; das sind die absteigenden Grade der Verdichtung. Oberhalb des Gefrierpunktes bezeichne ich auch den
ersten Strich mit 1, den folgenden mit 2 u. s. f., das sind die
Grade der Ausdehnung.

Auf der anderen Seite neben der Röhre notire ich an
unserem Thermometer beim Gefrierpunkte 1000, weil das
Volumen der Flüssigkeit bis zu diesem Striche 1000 Theile
enthält. Ich würde 900, 800 notiren, wenn die Volumina
900, 800 betrügen. Der erste Strich unterhalb ist mit 999
bezeichnet, der folgende mit 998 u. s. f. die absteigenden
Grade; der erste aufsteigende dagegen mit 1001, der folgende
mit 1002 u. s. w. Dieser Art drücken die Grade einerseits
den Betrag der Volumzunahme bei der Ausdehnung oder Verdichtung ober- oder unterhalb des künstlichen Gefrierpunktes
aus, das sind die Zahlen 1, 2, 3, 4 u. s. w.; andererseits
findet man die wahren Volumina der Flüssigkeit, die beim
Gefrierpunkt 1000 Theile einnimmt. Dieses Volumen ist bald
verdichtet auf 998 oder 995, bald ist es gewachsen auf 1002,
1020 u. s. w.

Wenn die Platte so graduirt ist, so ist der schwierigste
Theil der Arbeit, der am meisten Aufmerksamkeit verlangt,
vollbracht. Es erübrigt noch die richtige Menge Weingeist
einzufüllen. Zunächst muss das Wasser entfernt werden,
sowie die Sand- oder Grandkörner, die man aufhebt, weil sie
wieder zurückgethan werden müssen, nachdem sie getrocknet
worden sind. Man lässt auch das Thermometer trocknen;
bleibt in demselben eine gelinde Feuchtigkeit, so macht das
nicht viel aus. Das könnte nur den Weingeist schwächen,
aber einige Tropfen Wasser schwächen nicht [469] merklich
die angewandte Menge Flüssigkeit.

Man giesst nun endlich den Weingeist von der Qualität,
die man festgestellt hat, ins Thermometer, und zwar bis zu
3 bis 4 Grad über die Gefrierpunktsmarke, etwa bis D (Fig. 1
CC). Etwas mehr oder weniger macht nichts aus, weil erst
in der Kälte des Eiswassers man sehen kann, ob ein Theil
zuzufügen oder fortzunehmen sei, denn jetzt muss man das
Wasser um die Weingeist enthaltende Kugel herum gefrieren
lassen.

Zu dem Zwecke stellt man die Kugel des Thermometers
in ein cylindrisches Gefäss von Eisenblech, dessen Durchmesser ein wenig den der Kugel übertrifft (Fig. 9 VV). Am
besten reicht die Höhe dieses Blechgefässes bis zum Niveau
der Gefrierpunktsmarke; wenn das Gefäss aber auch nur
einige Grade die Kugel überragt, so wird das Thermometer
nicht merklich schlechter sein. Jetzt füllt man Wasser in's
Gefäss, um es gefrieren zu lassen.

Es ist bekannt, wie künstliches Eis sich bildet; die gewöhnlichen Handgriffe werden auch hier angewendet. Das
Gefäss muss in ein zweites von grösserem Durchmesser gestellt
werden, das mindestens dieselbe Höhe hat. Weissblech ist
sehr hierzu geeignet. Der Raum zwischen den beiden Gefässen
wird mit fein zerstossenem Eise und einer gehörigen damit
vermischten Portion Salpeter, Samiak oder Meersalz erfüllt.
Man beschleunigt den Process, wenn man die Gefässe bedeckt,
damit die äussere Luft die Wirkung weniger hemme. Die
Verfertiger der Eisspeisen begnügen sich meist damit, dass sie
einige Servietten oder Wischtücher auf die Gefässe decken.
Am besten bedeckt man dieses Leinzeug mit einer Lage
zerstossenen Eises, über welches man noch mehrere Tücher
deckt.

[470] In dem Maasse, als das Wasser in der Umgebung
der Thermometerkugel kälter wird, sinkt die Flüssigkeit im
Rohr. Wenn die Oberfläche des Wassers gefroren ist, so hat
die Flüssigkeit bereits beinahe den niedrigsten Stand erreicht.
Glaubt man, dass derselbe wirklich erreicht ist, und befindet sich
das Niveau unterhalb der Gefriermarke B (Fig. 9), so giebt man
mit ganz kleinen Maassgläsern oder mit dem kleinen Trichter
(Fig. 10) etwas Weingeist hinzu, bis derselbe sich genau bis zur
Marke des festen Punktes in der Röhre erhebt (Fig. 9 CC).
Jetzt merke man wohl auf, ob die Flüssigkeit nicht noch
weiter sinkt, geschieht das, so muss bis zur Marke nachgefüllt
werden. Erst wenn sie fest einsteht, kann man die Kugel
aus dem Eise herausnehmen. Um das Glas nicht zu zerbrechen, und das ganze Thermometer zu riskiren, lässt man lieber
das Eis schmelzen, bis das Thermometer frei ist, oder man
beschleunigt dieses Schmelzen durch Zugiessen von warmem
Wasser. Zuweilen kommt es vor, dass nach dem Eingiessen
der kleinen Menge Weingeist, die zum Anfüllen bis zur
Marke nöthig erschien, nachdem die Uebereinstimmung zwischen
Niveau und Faden erreicht ist, doch nach einer Viertelstunde
die Flüssigkeit um eine Linie oder mehr höher steht. Man
sollte meinen, das Eis habe angefangen zu schmelzen, doch
ist die Erhebung des Niveaus der Flüssigkeit einer anderen
Ursache zuzuschreiben, es hat Zeit gekostet, bis die an den
Wänden haftende Flüssigkeit sich angesammelt hat. Man kann
es sicher erweisen, dass aus diesem Grunde sich das Niveau
gehoben hat, denn, sobald dasselbe constant geworden ist, be-
harrt es lange Zeit, selbst 8 bis 10 Stunden hindurch, wenn die

Gefässe an einem kühlen Orte sich befinden und wenn sie gut umhüllt waren. Man muss also den Ueberschuss über der Marke fortnehmen. Das gelingt mit Hülfe eines Capillarrohres, das man in die Röhre senkt, indem man am oberen Ende saugt, während das untere in die Flüssigkeit taucht. Man kann sich auch desselben Capillarrohres bedienen, um bis zur Marke, wenn etwas fehlt, nachzufüllen. [471] Diese Art, das Anfüllen zu beendigen, ist präciser und rascher ausgeführt, als wenn man von oben Flüssigkeit nachgiesst; denn man braucht das langsame Hinabfliessen längs der Wände nicht abzuwarten. Zuweilen muss man so wenig Flüssigkeit entfernen, dass man mit dem Capillarrohre zu viel fortnähme. Besser behilft man sich dann mit einem Draht, den man in ein Bleikorn gesteckt hat. Dieses Bleikorn lässt man in die Flüssigkeit hinab; ein kleiner Theil derselben adhärirt am Draht und am Korn und wird mit denselben entfernt. Wenn man zwei- bis dreimal dasselbe wiederholt, wird man das fortgenommen haben, was zu entfernen war. Wenn übrigens ein Verfahren Aufmerksamkeit erfordert, so ist es gerade dieses, nämlich die genaue Uebereinstimmung des Flüssigkeitsniveaus mit dem Faden, der die Röhre umgiebt, zu erzielen. Ein Fehler von $1/4$ oder $1/8$ Grad würde sich auf alle Grade übertragen.

Hat man das Thermometer aus dem Eise entfernt, so braucht man nur noch das obere Ende zuzuschmelzen (Fig. 9 X). Wer die Lampe der Glasbläser kennt, weiss auch, wie man hier verfährt. Will man die Röhre zuschmelzen, so erwärmt man die Luft in der Röhre, man verdünnt sie dadurch, so dass das, was über der Flüssigkeit nachbleibt, weder die Dichtigkeit, noch mithin die Spannkraft der gewöhnlichen Luft hat.

Statt die Röhre an der Lampe zuzuschmelzen, kann man sich damit begnügen, sie mittelst einer Mischung aus Wachs und Terpentin zu verschliessen. Das genügt, um die Communication der inneren mit der äusseren Luft vollständig auszuschliessen. Man wird so erreichen, dass bei dieser Art des Verschlusses die innere Luft selbst dünner ist, als in dem anderen Falle, und dass sie bis zu einem besser bekannten Grade verdünnt ist. Zu diesem Zwecke steckt man die Kugel in Wasser, das man allmählich erwärmt. Die Flüssigkeit hebt sich, die Luft wird ausgetrieben und wird aus dem oberen offenen Ende entweichen; man wird das Rohr verschliessen, wenn die Luft nur noch den Raum einnimmt, den man ihr

3*

belassen möchte. [472] Wenn die Länge des Rohres es
erlaubt, wird man vor dem Verschliessen den Weingeist ansteigen lassen, bis soweit, als es im kochenden Wasser ansteigen kann, oder nahe so weit. Doch werden wir ein anderes
Verfahren angeben, um diesen festen Punkt zu bestimmen, bei
welchem man die Kugel nicht in kochendes Wasser zu stecken
braucht; man ist sicherer in der Bestimmung eines Punktes,
wenn derselbe durch zwei verschiedene Methoden erhalten wird.

Wir wollen uns jetzt die Frage nicht beantworten, ob
es besser sei, im Thermometer gewöhnliche Luft oder doch
sehr verdünnte zu belassen, d. h. solche, die die Physiker
leere Räume nennen. Ich will nur soviel ankündigen, dass
beide Fälle ihre Bedenken haben, welche nach meiner Meinung bei einem mittleren Zustande gemindert werden; daher
lasse ich die Luft in der Röhre weder in ihrem gewöhnlichen
Zustande, noch lasse ich sie gar zu sehr verdünnen. Ein
Zustand entsprechend dem der höchsten Temperatur unserer
Klimate scheint mir der passendste zu sein; dieser Zustand
ist sehr bequem zu erhalten; man lässt den Weingeist emporsteigen mittelst Eintauchen des Thermometers in warmes
Wasser und verkittet darauf das obere Ende mit unserem
Gemenge aus Wachs und Terpentin, welches noch mit
einem Firniss überzogen werden kann. Die letzte Art des
Verschlusses hat den einzigen Uebelstand, dass man das
Thermometer nicht umkehren darf, da sonst der Verschluss
vom Weingeist angegriffen werden müsste. Man kann das
Thermometer auch über der Lampe zuschmelzen ohne vorher
die Luft zu verdünnen; zu dem Zwecke zieht man das obere
Ende zu einem langen hohlen Faden aus, lässt ihn erkalten
und schmelzt dann ziemlich plötzlich das Ende dieser capillaren Röhre zu.

Nachdem auf irgend eine Weise das Rohr verschlossen
worden ist, braucht man es nur noch auf der Platte richtig
anzubringen. Die richtige Stellung aber ist leicht zu finden;
der beim Gefrierpunkt befindliche Faden [473] ist ein sicherer
Führer; dieser Faden muss genau bei der entsprechenden Marke
auf der Platte stehen.

Wenn man nach der Ausführlichkeit aller Einzelheiten
unserer Beschreibung urtheilt, so scheint die Construction der
neuen Thermometer länger und schwieriger, als sie es in
Wirklichkeit ist. Man darf nie die Zeit der Ausführung nach
der Zeit der Auseinandersetzung bemessen. Zudem lässt sich

manches Verfahren für Verfertiger von Thermometern noch
abkürzen. Sie können grosse Maassgefässe haben verschiedener Capacität, deren jedes 1000 kleinere Theile enthält,
und haben sie einmal eine gewisse Anzahl derselben, so finden sich unter ihnen leicht solche, die das Thermometer bis
zur Gefrierpunktsmarke füllen, vollends da dieser Punkt einen
ziemlich weiten Spielraum hat. Steht die eingegossene Flüssigkeit zu tief in der Röhre, so schüttet man Körner nach. Eine
andere Kürzung des Verfahrens erreicht man mit Maassgefäs-
sen von 975, statt 1000, kleinen Theilen, und auch diese
von verschiedenem Volumen. Hat man 975 Theile eingegossen, so kann man einzelne 25 Maasstheilchen Quecksilber
nachschütten. Sobald eines der letzteren in die Kugel getreten
ist, bezeichnet man auf der Platte den Stand der Flüssigkeit
und dieser Art graduirt man das Thermometer noch bequemer,
als wir es oben beschrieben haben, denn vorhin mussten wir
vom Gefrierpunktsstande aus erst 25 Theile abgiessen, um
dann die 25 Maass Quecksilber einzuschütten. Endlich wird
man in der Praxis noch andere Vereinfachungen ersinnen.

Doch eines Umstandes muss noch Erwähnung geschehen,
der denjenigen Arbeitern, die viele Thermometer herzustellen
haben, zu Gute kommen wird. Wenn einmal einige Thermometer mit grosser Genauigkeit ausgeführt sind, [474] und
wenn man von dem Weingeist der Füllung noch etwas nach-
behalten hat, so kann man sich die Unkosten und Mühen
des künstlichen Gefrierens ersparen. Wenn die Capacität der
Kugeln und Röhren wohl ausgemessen, mit einem Worte,
wenn die Gradation ausgeführt ist, so kann in die neuzu-
fertigenden Thermometer soviel von dem Weingeist eingegossen werden, dass er denselben Stand einnimmt wie bei den
anderen Thermometern. Der Gang beider wird jetzt genau
der gleiche sein, wenn die Graduirung nur sorgfältig ausgeführt war. Bisher haben wir noch nichts von den kleinen
Trichtern erwähnt, mittelst welcher man die grossen Mengen
in die Röhren giesst; wir benutzen die gewöhnliche Form
(Fig. 10) oder die unserer kleinen Maassgläschen (Fig. 11),
mittelst welcher man mehrmals die Flüssigkeit eines grossen
Maasses ausschöpft, nachdem dasselbe in ein Glasgefäss gegossen worden ist.

Welches auch in verschiedenen Thermometern die Anzahl
von Graden sei, die das Volumen des Weingeistes beim künstlichen Gefrierpunkt ausdrückt, stets wird man sie bald auf

ein gemeinsames Maass zurückführen können, da man leicht die Verhältnisse übersieht. Sei das Volumen der Flüssigkeit in einem Instrument 800, im anderen 900, so verhalten sich die Grade wie 8 zu 9, d. h. 8 Grade des einen gelten so viel wie 9 des anderen. Also werden diese beiden Thermometer, wenn sie derselben Luft ausgesetzt werden, das eine etwa 16, das andere 18 Grad zeigen. Aehnlich bei jedem anderen Vielfachen von 100. Aber gebrochene Zahlen (nombres rompus) wie 813, 743 würden den Vergleich der Grade sehr erschweren, man könnte ihn nicht sofort ausführen, darum haben wir solcher Art Zahlen vermieden. Es wäre mir übrigens doch lieber, wenn man das Volumen der Flüssigkeiten auf allen Thermometern mit ein und demselben Vielfachen von 100 bezeichnete; denn es giebt 1000 fach Leute, die Thermometer gebrauchen, denen so einfache Reductionen wie die obigen Verlegenheiten bereiten würden. [475] Diesen Leuten zu Gefallen wünschte ich auf allen Thermometern den Gefrierpunkt mit derselben Zahl bezeichnet zu sehen; 1000 habe ich gewählt für alle, die ich verfertigen liess. Mit Hülfe der grossen Maassgefässe von 1000 oder 975 von verschiedener Capacität wird man stets bequem Thermometer auf diese Zahl construiren können. Ist eines auf 800 oder 900 angelegt, so kann es auf jenes reducirt werden, sobald man sich die Mühe nimmt eine Gradscala auzufertigen. Hat man z. B. 800 statt 1000 gewählt, so gelten 8 Theile soviel wie dort 10, 4 Theile soviel wie dort 5. Zur Construction der neuen Scala müssen also 4 Grade in 5 Theile getheilt werden. Der Proportionalcirkel erleichtert die Theilung und das Verhältniss der Grade wird nicht merklich gestört sein, nur muss man bei der Theilung den ersten unterhalb des ersten der 4 Grade anbringen, und der letzte Theilstrich der fünfte oberhalb des höchsten der 4 Grade. Ebenso verfährt man bei jeder anderen Reduction, wie z. B. bei 900 auf 1000.

Wenn man nicht selbst erprobt hat, wie dies erläuterte Verfahren der Thermometergraduirung bequem in der Ausführung ist, so wird man kaum glauben, dass es so genaue Messungen gestattet. Mittelst der kleinen mit Quecksilber gefüllten Maassgläschen ist jeder Grad mit grosser Genauigkeit bestimmt. Vielleicht erscheint es schwieriger, die Capacität der Kugel und des mit Flüssigkeit gefüllten Theiles der Röhre auszuwerthen, dessen Volumen beim künstlichen Gefrieren bestimmt wird. Diese Capacität enthält 1000 Maasstheile; sollte man auf 1000 nicht leicbt einen Fehler von einigen Theilen begehen? Ich behaupte, wenn man aufmerksam operirt, wird man nicht um einen einzigen Theil sich versehen. Aber selbst wenn man einen Fehler von 2 bis 3 Theilen annimmt, so wird daraus noch keine beträchtliche Schädigung entstehen; gesetzt man hätte statt 1000, 1002 Theile, wie gross wäre der daraus folgende Fehler in einem bestimmten Falle, damit man daraus eine Vorstellung [476] auch für andere Fälle gewinnt? Sei das Volumen beim Gefrierpunkt genau 1000 und stehe die Flüssigkeit bei der Marke 20, so wird das Thermometer, welches thatsächlich 1002 beim Gefrierpunkt hat, auf $20 + 1/25$ Grad stehen. Also beträgt der Fehler bei 20 Grad nur $1/25$ Grad und bei 40, welches schon einer hohen Temperatur entspricht, nur $2/25$ Grad. Das sind zu vernachlässigende Grössen.

Bis hierher haben wir Alles das aufgeschoben, was noch zu besprechen wäre; vor Allem fragt es sich, ob der Gefrierpunkt des Wassers so fest ist, dass wir uns nach ihm richten dürfen; und ob alles künstliche Eis während seiner Bildung denselben Kältegrad besitzt. Wir wissen, dass im Winter der Kältegrad des Eises nicht genau derselbe ist (n'est pas à beaucoup près le même). Im denkwürdigen Winter 1709 habe ich am Eise Beobachtungen angestellt und gefunden, dass es sehr viel kälter war, als gewöhnliches Eis. Ich habe nicht beobachten können, ob im Momente der Eisbildung das Eis kälter war als künstliches Eis. Aber wenu Eis fähig ist, kälter zu werden, so folgt daraus noch keineswegs, dass Eis, das sich aus reinem Wassser bildet, kälter ist als anderes Eis. Dieses Verhalten verdiente untersucht zu werden. Was übrigens auch dabei resultiren mag, es wird nichts gegen unsere künstliche Eisbildung aussagen: denn ich setze stets voraus, dass wir die Versuche in einem Raume vornehmen, dessen Luft weniger kalt ist als das Eis. Unter dieser Bedingung kann alle Kälte, die das gefrierende Wasser aufnimmt, nur von dem Gemisch aus Eis und Salz stammen, welches das Wassergefäss umgiebt; das Wasser in dem Gefäss bleibt flüssig und ist gewöhnliches Wasser, so lange es nicht genug Kälte in sich aufgenommen und genug von dem Stoff abgegeben hat, welcher die Bewegung seiner Theile unterhält. Wenn diese Bewegung aber aufhört, wenn das Wasser anfängt fest zu werden (commence à se figer), so scheint dieser

Zustand erst dann einzutreten, wenn nur noch sehr wenig von
dem Stoffe vorhanden ist, der zur Bewegung der Theilchen
oder, was dasselbe ist, der zur Erwärmung desselben erforderlich ist.

[477] Es bleibt immerhin noch eine grosse Schwierigkeit
übrig, die wir aus den mit Thermometern angestellten Beobachtungen kennen gelernt haben. Wasser gefriert, wenn
es im Winter einer gewissen Kälte ausgesetzt wird; an anderen
weit kälteren Wintertagen friert es nicht. Und noch mehr:
häufig beginnt das Flüssigwerden und das Eis schmilzt, obwohl das Thermometer viel grössere Kälte anzeigt, als bei der
Bildung des Eises sich zeigte. Ehe man diese Thatsachen
discutirt, müssen alle Umstände besser untersucht werden, als
ich es bisher gethan habe, und ich hoffe im bevorstehenden
Winter diese Untersuchung auszuführen.

Was folgt aus dem Allem? Offenbar, dass die Luft, obwohl sie kalt ist, nicht immer das Wasser gefrieren machen
kann; dass sie bisweilen das Eis schmelzen kann, während
sie selbst kälter ist als damals, wie das Eis sich bildete.
Aber unser künstliches Eis ist keiner solchen Veränderung
ausgesetzt, wie wir sie bei der Berührung mit kalter Luft
beobachten. Denn 1. ist unser Eis zu einer Zeit hergestellt
worden, wo die Luft nur ein Schmelzen bewirken könnte;
2. Das Eis wird durch ein Gemenge von Eis und Salz hervorgerufen, welches kälter ist als die Luft, und 3. haben wir
vorsorglich das Wassergefäss bedeckt, sowie die Mischung von
Eis und Salz, und zwar mit einem Tuch, auf welchem Eis
ausgebreitet ist. Diese Eisschicht hindert die Aussenluft, auf
das zu gefrierende Wasser, wie auch auf das Gemenge aus
Eis und Salz zu wirken.

Was aber mehr werth ist als alle vorstehenden Erwägungen,
und was widerspruchlos mir festzustehen scheint, das ist die
Thatsache, dass ich Eis in verschiedenen Jahreszeiten gebildet
habe, ferner an heiteren wie an regnerischen Tagen, während
sehr verschiedener Winde. und diese Eismassen haben stets
das Thermometer bis zur Marke der künstlichen Eisbildung
sinken lassen.

Gehen wir nun endlich zum letzten fundamentalen Punkte
in der Construction der Thermometer über, [478] zu einem
bis jetzt vernachlässigten Gegenstande. Wir sahen, wie sehr
es wesentlich war, Weingeist von bestimmter und bekannter
Qualität zu benutzen, sonst hülfe die Bestimmung des Aus-

gangspunktes und die genaue Graduirung der Grade gar nichts,
denn wenn auch jeder Grad einem bestimmten Bruchtheil der
Flüssigkeit entspricht, so würden verschiedene Thermometer
doch die Kälte- und Wärmegrade durch Zahlen darstellen,
die keinen Vergleich zulassen, weil die Weingeistarten verschieden ausdehnbar sind und zwar in Verhältnissen, die wir
nicht kennen. Mithin ist es wesentlich, eine Methode zu ersinnen, die Qualität des Weingeistes, dessen Volumänderungen
in den Thermometern man beobachten will, zu bestimmen.

In den Memoiren der Akademie vom Jahre 1718 befindet
sich eine Methode, die Kraft des Weingeistes zu messen, von
Geoffroy jun.; nach Durchmusterung der damals bekannten
Verfahren und Besprechung ihrer Unvollkommenheiten ver-
spricht er ein neues besseres und vortheilhafteres zu geben;
zu dem Zwecke füllt er ein cylindrisches Gläschen mit dem
zu untersuchenden Weingeist, stellt dasselbe in ein zweites,
welches Wasser enthält; er zündet den Weingeist an und lässt
ihn brennen, bis die Flamme verlischt. Er hat sogar die Vorsicht angewandt, einen beständigen Wasserstrom zu unterhalten
in dem äusseren Gefässe, zur Erhaltung ein und derselben
Temperatur. Nach dem Auslöschen der Flamme bleibt eine
gewisse Menge Wasser oder Phlegma (flegme) nach; von zwei
Arten Weingeist ist diejenige die stärkere, die weniger Rück-
stand (flegme) hinterlässt.

Je rectificirter der Weingeist im Thermometer ist, um
so grösser ist die Volumveränderung, die einer Temperatur-
schwankung entspricht. Deshalb ist stärkerer Weingeist vorzuziehen. [479] Wenn indess die Qualität eines schwachen
Weingeistes, ja selbst des Branntweines leichter zu bestimmen
ist als rectificirter Weingeist, so könnte man auch mit Branntwein die Thermometer füllen. Was man durch Verminderung
der Ausdehnbarkeit ihnen genommen hat, könnte man ihnen
durch Vergrösserung der Kugel bei unverändertem Röhrendurchmesser ersetzen. Ich habe auch daran gedacht, solchen
Branntwein zu verwenden, der nach der Verbrennung eine
bestimmte Menge Phlegma hinterlässt, z. B. ein Viertel des
Anfangsvolumens. Diese Methode schien mir sehr geeignet,
die Qualität des Weingeistes zu bestimmen. Leider aber stellte
ich durch Versuche fest, dass diese Methode, die vielleicht
vollkommen ausreicht, um Streitigkeiten über die Qualität des
Branntweins zwischen Kaufleuten, in Fällen, wo grosse Unterschiede in Frage kommen, zu entscheiden, doch nicht die

Genauigkeit besitzt, die sehr feine physikalische Experimente
verlangen. Ich habe den Weingeist absichtlich verdünnt: bald
nahm ich auf 4 Theile Weingeist einen Theil Wasser, bald
dieselbe Wassermenge auf 3 Theile Weingeist, bald endlich
vermengte ich gleiche Theile Wasser und Weingeist. In noch
anderen Zwischenstufen habe ich Gemenge zubereitet, um recht
verschiedene Qualitäten Weingeist zu haben. Dann habe ich
mit aller Vorsicht diese Proben brennen lassen und sah zu,
ob ich Phlegmarückstände entsprechend den bekannten Weingeistqualitäten erhalten würde, uud fand, dass der Erfolg nicht
der Erwartung genügend entsprach. Ein und dieselbe Qualität
hinterlässt so verschiedene Rückstände, dass sie sehr wohl
zwei verschiedenen Qualitäten entsprechen könnten, und zwei
verschiedene Qualitäten gaben oft gleiche Rückstände. Ein
Nichts (un rien) ist im Stande zu bewirken, dass die Flamme
in einem Versuche früher erlischt als im anderen, [480] zuweilen reicht ein leichter Luftzug hin. Zur Verhütung von
Luftbewegungen bin ich noch weiter gegangen, als in der erwähnten Abhandlung verlangt wird. Ich habe meine Weingeistproben in geschlossenen Räumen brennen lassen, wie z. B.
in Glaskästen der Münzwaagen. Statt Wasser habe ich Eis
im äusseren Gefässe angewandt. Kurz, was ich auch that,
ich konnte nach dieser Methode nicht mit genügender Genauigkeit die Qualität des für Thermometer bestimmten Weingeistes erkennen.

Noch will ich bemerken, dass ich bei diesen Versuchen
niemals die ganze Wassermenge im Rückstande erhielt, die
ich selbst zugesetzt hatte; wenn der spirituöse Theil sich als
Flamme erhob, nahm sie nicht nur ihr eigenes Phlegma fort,
sondern noch ein gutes Theil von demjenigen, das ich zugefügt hatte, und das zwar in so verschiedener Menge, dass
Niemand die Verhältnisse der Mischung, die ihm unbekannt
war, hätte beurtheilen können.

Gezwungen, diesen Weg zu verlassen, sah ich mich
nach einem anderen Verfahren um, die Qualität der Brannt-
wein- und Weingeistproben zu messen. Es bot sich mir ein
natürliches Vorgehen an, direct die Qualität zu bestimmen,
von der die Wirkung in den Thermometern abhängt, indem
ich untersuchte, um wie viel eine Flüssigkeit sich ausdehnt
von einem gewissen Kälte- oder niedrigen Wärmegrade an
bis zu einem bekannten höheren. Diese zwei Grenzen müssen
fest sein und gehörig weit von einander abstehen, um merk-

liche Differenzen zu geben. Wir finden sie in dem künstlichen Gefrierpunkt und in der Temperatur des siedenden Wassers: indess habe ich längst bemerkt, dass der Weingeist früher siedet als das Wasser, in welches die Weingeist enthaltende Flasche gestellt ist. Wenn man Weingeist, der zu kochen angefangen hat, weiter erwärmt und ihn die Temperatur des siedenden Wassers annehmen lässt, so siedet er noch stärker. [481] Die Unregelmässigkeit in der Zahl und Grösse der Blasen an der Oberfläche, der aus dem Grunde des Gefässes aufsteigenden, sowie der überall in der Flüssigkeit zerstreuten, gestatten nicht genau das Volumen zu bestimmen, das der Weingeist bei der Temperatur des siedenden Wassers annimmt. Diese Betrachtungen haben mich aufgehalten (m'avaient arrêté); dem Uebelstande des Aufkochens wusste ich erst dann abzuhelfen, als ich durchaus die Bestimmung brauchte. Alltäglich lässt die Theorie uns ein Verfahren einfach erscheinen, welches man als praktisch unausführbar erkennt: während im Gegentheil die Theorie Schwierigkeiten zu enthalten scheint, die in der Praxis verschwinden. Jetzt wollte ich doch sehen, ob dieses Aufkochen des Weingeistes solch eine Art von Schwierigkeit enthalte, die grösser erscheint, als sie es in Wirklichkeit ist. In einen kleinen Kolben (Fig. 12) mit ziemlich engem Halse goss ich Weingeist bis zum Anfang des Halses (ff); diesen Kolben steckte ich ins Wasser, das ich langsam bis zum Sieden erwärmte. Der Weingeist fing, wie gewöhnlich, an zu kochen, ehe das Wasser aufbrodelte; ich nahm nun den Kolben fort und augenblicklich hörte alles Kochen auf. Jetzt bezeichnete ich die Stelle auf dem Halse des Kolbens, wo der Weingeist stand, unmittelbar nach der Beruhigung der Flüssigkeit (gg); dann tauchte ich den Kolben nochmals ein in das siedende Wasser; die Flüssigkeit erhob sich über die eben bezeichnete Marke und fing wieder an zu sieden; aber — und das ist bemerkenswerth — als die Flüssigkeit von neuem zu kochen begann, stand sie höher als die Marke nach dem ersten Aufhören der Bewegungen. Nochmals zog ich den Kolben zurück. Sofort hörte alles Brodeln auf und die Flüssigkeit stand im Kolbenhalse höher als das erste Mal (hh). So habe ich mehrere Male den Kolben herausgenommen und wieder zurückgestellt, bis das Wasser zu sieden anfing und selbst bis das Wasser stark kochte. [482] Stets sah ich sowohl auf der Oberfläche des Weingeistes wie in der Mitte die Blasen verschwinden, einen Augenblick nachdem ich

den Weingeist herausgenommen hatte; die Oberfläche wurde
sofort eben. Dieselbe erhob sich immer mehr und mehr bis
zu einem gewissen Punkte; einmal an diesem Punkte angelangt (*ii*), erhob sich zwar stets die Flüssigkeit beim Zurück-
stellen des Kolbens in das siedende Wasser; aber nachdem
ich ihn wieder herausgenommen und das Brodeln aufgehört
hatte, blieb die Flüssigkeit stets an derselben Stelle des Kolben-
halses. Diese Stelle musste ich also als den festen Punkt betrachten, der der grössten Ausdehnung entspricht, die das
siedende Wasser beim Weingeist hervorbringt, im Momente,
wo derselbe nicht mehr kocht; ich glaubte, solch einen festen
Punkt für jede andere Art Weingeist oder Branntwein zu erhalten, und das Verfahren schien mir geeignet, genau den
Grad der Ausdehnbarkeit jeder Weingeistprobe festzustellen
und letztere zu charakterisiren[3]).

In der Absicht, die Versuche sorgfältiger anzustellen, um
zu sehen, ob meine Meinung bestätigt werde, verfuhr ich
ebenso, wie bei der Herstellung der Thermometer: ich wählte
einen passenden Kolben mit engem Halse aus und füllte ihn
bis zum Anfang des Halses mittelst kleiner Maassgläser (Fig. 12),
es reichten deren 400 bis zur Marke (*CC*). Da wurde ein
Faden befestigt um den Hals herum; dann brachte ich die
Kolben in ein Gefäss von Weissblech, das in einem grösseren
Behälter stand voll gestossenen Eises, gemengt mit Salz. Kurz
ich liess das Wasser um den Kolben herum gefrieren. Der
Weingeist senkte sich unter den Faden. Dann fügte ich soviel
Maassgläschen voll Weingeist hinzu, bis letzterer wieder bei
der Marke (*CC*) stand. Endlich hatte ich beim Faden das
Volumen von 400 Theilen Weingeist bei der dem Gefrierpunkt
entsprechenden Dichtigkeit. [483] Was ich beabsichtigte, war,
die Differenz des Volumens derselben Menge Weingeist, in der
Temperatur des siedenden Wassers gegen das ursprüngliche
Volumen, in Theilen dieses letzteren, zu erfahren. Ich erwärmte nun das Wasser und liess es sieden. Nur im Dampfe
des kochenden Wassers erwärmte ich den Kolben mit dem
Weingeist. Als ich ihn für genügend erwärmt hielt, um nicht
mehr in der Wärme des Wassers zu zerbrechen, versenkte ich ihn
ganz allmählich ins Wasser; sehr bald fing der Weingeist an
zu kochen und ich zog den Kolben heraus. Ich hatte einen
zweiten Faden angebracht, den ich am Halse nach oben gleiten
lassen konnte. Mit diesem bezeichnete ich die Stellen, bei
welchen die Flüssigkeit nach ihrer Beruhigung stehen blieb.

Wiederum that ich den Kolben zurück und wiederum hob ich
ihn heraus. Den Faden erhob ich stets bis zu der Stelle,
wo die Flüssigkeit stehen blieb nach dem Aufhören der Blasen.
Nach 5- bis 6maliger Wiederholung blieb der Ort des Fadens
beständig derselbe (ii), und so sah ich diese Stelle für den
Punkt der grössten Ausdehnbarkeit des Weingeistes, wenn er
nicht kocht, in siedendem Wasser an. In anderen Fällen, für
welche ich nur die Resultate mittheilen will, verfuhr ich ebenso.
Um den vorhin begonnenen Versuch zu vollenden, brauchte
nur noch der Rauminhalt zwischen den beiden Fäden gemessen
zu werden $(CC$ bis $ii)$ in denselben Maasseinheiten, deren
400 bis zum ersten Faden reichten, der dem Gefrierpunkte
entsprach. Ich fand die Strecke gleich 35 Maasseinheiten.
Mithin besass das Volumen, welches auf 400 beim Gefrierpunkte
verdichtet war, bei der Temperatur des siedenden Wassers
435 Theile. Dieser Weingeist gehörte zu den besten verkäuf-
lichen Sorten. In einem Löffel verbrant liess er kein Wasser
zurück, er entzündete Pulver. Diese letzteren Eigenschaften
definiren aber sehr schlecht die Qualität, denn sie können sowohl bei weniger, als mehr rectificirtem Weingeist vorkommen,
während die Qualität wohl bestimmt ist, [**484**] wenn man sagt,
sein Volumen beim künstlichen Gefrierpunkt verhält sich zu
dem durch die Wärme des kochenden Wassers erhaltenen wie
400 zu 435, oder wie 80 zu 87. Ein noch stärker rectificirter Weingeist wird eine grössere Differenz der Volumina
aufweisen, ein schwächerer eine kleinere Differenz.

Um zu prüfen, ob das Verhalten in den schwächsten
Sorten Weingeist der Erwartung entsprechen werde, habe ich
damit begonnen, Wasser aus der Seine zu untersuchen in Hinsicht auf seine Ausdehnung vom künstlichen Gefrierpunkte,
bei dem das zu untersuchende Wasser im Gefässe noch nicht
erstarrt, bis zum Siedepunkt des Wassers. Ich fand das Verhältniss nahezu wie 400 zu 415. Dieses Wasser, dessen Aus-
dehnungsgrössen nun bekannt waren, fügte ich zum Weingeist
meines vorigen Versuches, und zwar 1 Theil Wasser auf 3 Theile
Weingeist. Ein Theil dieses verdünnten Weingeistes, und
zwar ein Volumen von 400 beim künstlichen Gefrierpunkte,
wurde durch die Wärme des siedenden Wassers ausgedehnt,
so dass sein Volumen nahe 430 Theile betrug. Das Verhältniss
der beiden Volumina ist also 400 zu 430, genau wie es bei
dem Gemenge zu erwarten war; denn das ganze Volumen be-
stand aus 300 Theilen Weingeist und 100 Wasser; vom

Weingeist wären 400 Theile auf 435 ausgedehnt oder 400 hätten um 35 zugenommen. Daraus folgt für 300 Theile eine Zunahme von $26^1/_4$ Theilen. Ferner hätten 400 Theile Wasser einen Zuwachs von 15 Theilen erfahren, also 100 Theile $3^3/_4$. Die Volumzunahme unseres Weingeistes setzt sich zusammen aus der von 300 Theilen Weingeist und 100 Theilen Wasser; [485] die erstere beträgt $26^1/_4$, die letztere $3^3/_4$; beides zusammen macht 30, welches über Erwarten genau die experimentell gefundene Zahl ist; auch habe ich nicht immer bei anderen Gemengen in anderen Verhältnissen eine so gute Uebereinstimmung gefunden, doch war sie stets angenähert der Erwartung entsprechend.

Dieselbe Uebereinstimmung fand ich noch bei gleichen Theilen Wasser und Weingeist. Das Volumen dieses Gemenges stieg von 400 beim Gefrierpunkt auf 425 in der Wärme des siedenden Wassers.

Wenn übrigens in Folge irgend welcher besonderer Umstände das Gemenge nicht sich so verhalten würde, wie es die Zusammensetzung erwarten liesse, so würde das die Construction der Thermometer nicht beeinträchtigen, wenn man nur die Ausdehnbarkeit des angewandten verdünnten Weingeistes bestimmt. Uebrigens ist es nicht nur möglich, dass gewisse Umstände das Ausdehnungsverhalten des Gemenges von dem aus den Bestandtheilen berechneten abweichen lassen, es giebt wirklich solche, nur wollen wir sie heute nicht untersuchen; sie hängen mit einigen anderen Thatsachen zusammen, deren Erläuterung uns zu weit führen würde, und die wir in einer besonderen Abhandlung besprechen wollen; die vorkommenden Differenzen in der Ausdehnung des Weingeistgemenges sind für die Praxis nicht erheblich.

Wir können also unsere Methode anwenden, nicht bloss zur Kennzeichnung der mehr oder weniger rectificirten Weingeistarten, sondern auch zur Bestimmung und Vergleichung der Stärke der verschiedenen Branntweinsorten. Wenn wir einen Weingeist gewisser Qualität haben von bekannter Ausdehnbarkeit, den wir als Ausgangspunkt wählen, so wird man an dem Verhalten anderer Proben erkennen, wie viel Wasser man zufügen müsse, [486] um ein Gemenge zu erhalten, welches dem zu untersuchenden Branntwein gleich sei, oder, was auf dasselbe herauskommt, wie viel Weingeist der Ausgangsprobe, und wie viel Wasser oder Phlegma man mischen müsse, um den fraglichen Branntwein herzustellen.

Die Anwendbarkeit dieser Methode, beschränkt sich nicht auf
die Construction der Thermometer, es giebt unendlich viel
andere Fälle, namentlich im Handel, in denen die Kenntniss
der Qualitäten von Weingeist und Branntwein wichtig ist.

Es muss indess hervorgehoben werden, dass zur genauen
Ausführung der Versuche über die Ausdehnbarkeit dieser
Flüssigkeiten wesentlich die Anwendung eines Gefässes von
Kolbengestalt gehört, oder von einer ähnlichen Form, d. h.
es muss einen langen Hals haben, der nicht gar zu dünn
ist. Wollte man statt des Kolbens eine Thermometerkugel
mit einer Röhre von mittlerer Dicke nehmen, so würden die
Blasen schwer aufsteigen können und würden stossweise den
Weingeist erheben. Selbst in ziemlich weitem Kolbenhalse
kann man durch plötzliche Ergüsse von Weingeist überrascht
werden, die hoch emporsteigen und aus dem Kolben heraus-
fliegen und den Versuch stören, wenn man nicht sehr aufmerksam ist und aus dem siedenden Wasser sofort den Kolben
herauszieht, wenn der Weingeist zu sieden beginnt. Kurz
gesagt, es werden die Weingeistprüfungen nur dann genau
ausfallen, wenn man sie mit Umsicht anstellt und mehrmals
wiederholt. So sicher alle Vorschriften sind, um den Gehalt
an Gold oder Silber zu bestimmen, sie müssen dennoch von
verständigen Leuten ausgeführt werden, die zudem gehörige
Uebung haben.

Alles was physikalisch gemessen werden soll, kann nur
mit annähernder Genauigkeit bestimmt werden, die uns indessen
genügt. Ein Umstand begleitet unsere Weingeistprüfungen,
der die erwünschte Genauigkeit beeinträchtigt. [487] Die im
Eise verdichtete und in siedendem Wasser befindliche ausge-
dehnte Flüssigkeit müsste sich stets in Gefässen gleicher
Capacität befinden; aber das Gefäss, aus welchem Stoff es
auch bestehe, ist selbst einer Verdichtung und Ausdehnung
unterworfen. Wenn die Kälte des Eises auf den Kolben
wirkt, so zieht letzterer sich zusammen und verkleinert seinen
Rauminhalt; während die Wärme des siedenden Wassers die
Capacität vermehrt, den Kolben ausdehnt. Der Kolben, welcher bei mässiger Wärme 1000 fasst, thut es nicht mehr in
gefrorenem Wasser, und fasst mehr, wenn er bis zur Siedehitze erwärmt worden ist. Wir messen den Kolbeninhalt
in gewöhnlich temperirter Luft, mithin ist die Marke die
wir 1000 nennen, nicht diesem Volumen entsprechend,
wenn der Kolben im Eise abgekühlt ist; und die Stelle am

Kolben, die im siedenden Wasser mit 1075 oder 1080 bezeichnet worden ist, hat eine diese Zahl übersteigende Capacität. Man kann diese Abweichungen in beiderlei Sinne nicht
vermeiden, aber ich denke, ihren Betrag kann man wohl
schätzen und dann am Versuchsresultate Correctionen anbringen,
oder wenigstens beurtheilen, ob es lohnt dieselben zu berücksichtigen. Ich verfuhr folgendermaassen: In mässiger Temperatur mass ich mit Wasser den Inhalt eines Kolbens, 1200
Maasstheile gingen hinein bis zur Fadenmarke. Dann entleerte
ich den Kolben, und umgab ihn leer mit gefrierendem Wasser.
Dann füllte ich wieder Wasser ein, dessen Temperatur nahe
gleich der der Gefässwände war, also mit Wasser, das eben
gefrieren wollte; 1199 Theile gingen jetzt bis zur Marke;
also hatte die Capacität um 1 Theil, d. h. um $1/_{1200}$ abgenommen. Auf demselben Wege gelang es nicht die Vermehrung im siedenden Wasser zu bestimmen, weil es sehr schwer
ist die kleinsten Maassgläser mit sehr heissem Wasser zu
füllen, ein anderes Verfahren bot einigermaassen Ersatz: der
Kolben mit Wasser bis zur Marke wurde plötzlich in kochendes Wasser eingetaucht und glücklicherweise zerbrach er
hierbei nicht; das Wasser im Kolbenhalse sank sofort. [488]
Schon lange hat man bei Thermometern etwas Aehnliches
beobachtet; die Flüssigkeit senkt sich, statt zu steigen, wenn
man die Kugel plötzlich erwärmt. Man weiss auch sehr wohl,
dass dieses Sinken der Flüssigkeit von der Erwärmung der
Gefässwände herstammt, noch ehe die innere Flüssigkeit merklich beeinflusst ist; dass also die Capacität vermehrt worden,
ehe das Flüssigkeitsvolumen hat zunehmen können. In unserem Versuche senkte sich der Weingeist um einen Maasstheil
ungefähr, um soviel also hat die Capacität des Kolbens zugenommen; wenn man also die Ausdehnung des Gefässes vernachlässigt, so würde der Weingeist, der von 400 auf 435
oder von 1200 bis 1305 sich scheinbar ausgedehnt hätte, in
Wirklichkeit von 1199 auf 1306 gewachsen sein, wenn man
die Veränderung der Kolbencapacität in Rechnung zieht.
Statt übrigens die Capacität in mässiger Temperatur zu messen,
könnte man solches beim Gefrierpunkte ausführen, mit Wasser,
das eben gefrieren will, wie eben besprochen ward, und dann
wird der Faden wirklich 1200 Maass anzeigen bei Gefriertemperatur. Um die Versuche zu corrigiren, wird man stets
die Volumvermehrung durch Ausdehnung des Gefässes hinzufügen müssen, was etwa einen Theil auf 1200 oder $1/_3$ Theil

auf 400 ausmacht. Hat man also beim Gefrierpunkt 400, beim Sieden 435, so. nehme man schätzweise 435 $1/_3$. Doch muss bemerkt werden, dass man dem Volumen 400 zu viel zufügt, wenn man $1/_3$ der Zunahme von 1200 nimmt: denn die durch Wärme in Kugeln hervorgerufenen Ausdehnungen sind proportional den Durchmessern oder Peripherien dieser Kugeln und die Capacitäten verhalten sich wie die Cuben dieser vergrösserten Durchmesser [4].

Um Thermometer zu erhalten, die genau und bequem vergleichbare Grade haben in allen Ländern, müssten die Gelehrten sich über die Weingeistqualität verständigen; sie sollten die Forderung aufstellen, dass alle Thermometer [489] mit diesem für geeignet erklärten Weingeist gefüllt würden. Ihre Wahl sollte nicht auf einen sehr hoch rectificirten Weingeist fallen; denn man würde solchen nicht überall erhalten. Eine Qualität zwischen den beiden von uns benutzten wäre die von 32 Volumzunahme auf 400, sie ist schwächer als die gewöhnlich angetroffene; daher könnte man sich eine solche leicht beschaffen oder stärkere Sorten auf diese verdünnen. Die 8 Theile Ausdehnung auf je 100 geben eine bequem theilbare Zahl, und das hat mich bestimmt, diese Wahl zu treffen, bis es sich etwa zeigt, dass man eine andere Qualität, eine stärkere oder schwächere, vorzieht.

Welchen Weingeist man auch wähle, stets soll man seine Ausdehnbarkeit auf der Thermometerplatte verzeichnen. Man wird z. B. oben aufschreiben: *Weingeist, dessen Volumen beim Gefrieren des Wassers 1000, und durch siedendes Wasser ausgedehnt, 1080 beträgt* [5]. In diesem Falle wird, wenn das Thermometer lang genug ist, die Marke des Wassersiedepunktes der Ausdehnung rechts mit 80, links mit 1080 bezeichnet. Ist das Thermometer nicht so lang, so erkennt man sogleich die fehlenden Grade. Uebrigens ist es sehr unwesentlich, sämmtliche Grade zu haben, wenn man nur die Temperatur der Luft messen will, da niemals die Wärme der Luft der des siedenden Wassers nahe kommt.

Hat man Weingeist, dessen Ausdehnungsgebiet grösser ist, als man es für das Thermometer wünscht, so wird man dasselbe vermindern; man wird durch Wasserzusatz die Gleichheit mit der anderen Art erreichen. Man könnte das durch Annäherung bewirken, allein sobald man die Ausdehnbarkeit des Weingeistes kennt, sowie die des Wassers, so ist es leicht das Verhältniss zu bestimmen, in welchem das Gemenge zusammengesetzt sein muss, um den bestimmten Grad von Ausdehnbarkeit zu haben. Folgendes ist die Regel.

[490] Man bilde die Differenz der Ausdehnbarkeit des Wassers und der mittleren des erwünschten Gemenges.

Man bilde ferner die Differenz zwischen der mittleren und der des gegebenen Weingeistes.

Mischt man nun soviel Maass Weingeist, wie die erstgenannte Differeuz beträgt, mit soviel Maass Wasser, wie die zweite Differenz ausmacht, so erhält man einen verdünnten Weingeist, dessen Ausdehnbarkeit den gewünschten Betrag haben wird. Sei der vorhandene Weingeist ein solcher, der bei 400 sich um 35 ausdehnt, und man wünscht einen, der auf 400 nur 30 an Volum zunimmt. Die Zunahme des Wasservolumens sci 15 auf 400. Alsdann ist die mittlere Ausdehnbarkeit des erwünschten Gemenges 30 auf 400.

Die Differenz für Wasser und die mittlere Qualität ist 30 weniger 15, also 15.

Die Differenz zwischen dem Weingeist und der mittleren Sorte ist 35 weniger 30, also 5.

Nach der Regel mische man je 15 Maass Weingeist mit je 5 Maass Wasser und das Gemenge wird 30 Maass auf 400 sich ausdehnen[6]).

Ist die Differenz der Weingeistqualitäten zweier Thermometer bekannt, so kann man eine Art Vergleich der Grade anstellen, aber wie gesagt nur eine Art Vergleich, weil ohne die vielleicht mühsame Rechnung, die schwer sein dürfte, der Vergleich nicht genau sein kann. Eine Beobachtung, die wir bisher noch nicht mitgetheilt haben, die aber einer Bemerkung wohl werth ist, wird uns bald darüber aufklären, warum es schwierig sein wird, die Thermometergrade verschiedener Weingeistsorten auf einander zu reduciren; die Grade der Ausdehnung des Wassers sind nämlich keineswegs nahe proportional den Graden der Ausdehnung des Weingeistes. Um dieses zu erklären und [491] durch ein Beispiel zu erläutern, nehme ich einen Weingeist, der vom Gefrierpunkt des Eises bis zur Siedehitze des Wassers sich um 30 Theile ausdehnt und Wasser, welches in derselben Strecke um 15 Theile zunimmt. Die Summe aller Ausdehnungen der einen Flüssigkeit verhält sich zur Summe aller Ausdehnungen der anderen wie 2 zu 1, aber die Grade, über welche sie sich beide ausdehnen, wenn eine gewisse Wärme wirksam wirkt, stehen nicht nahe in diesem Verhältniss. An einem heissen Sommer-

nachmittag brachte ich 400 Maasstheile Wasser in einen
Kolben, nnd setzte dieselben der künstlichen Gefriertemperatur
aus. Diese Kälte bewirkte beim Wasser nur etwa $1/2$ Maasstheil Verdichtung. Freilich liess die Contraction des Gefässes
diesen Betrag geringer erscheinen, als er wirklich war, aber
nach den früheren Versnchen konnte das ja nur $1/3$ Maasstheil sein, nehmen wir dennoch auch hierfür $1/2$ Maasstheil
an. Also das Wasser hatte sich nur um 1 Maasstheil con-
trahirt. Der Weingeist, mit dem der Vergleich anzustellen
war, senkte sich aber um 10 Maasstheile. Während also
das Wasser nur um 1 Maass sich zusammenzog, wurde der
Weingeist um 10 condensirt, so dass vom Gefrierpunkte an
bis zu einer für die Einwohner von Paris beträchtlichen
Wärme das Wasser sich nur um 1 Maass ausdehnt, der
Weingcist um 10. Das Verhältniss der Ausdehnungen in
diesem Intervall ist also wie 1 10, während vom Gefrierpunkt
bis zur Siedetemperatur des Wassers das Verhältniss 1 2
beträgt.

Wenn das Wasser sich so wenig ausdehnt in einer Gradstrecke, in welcher der Weingeist eine beträchtliche Zunahme
anfweist; nnd wenn eine andere grössere Gradstrecke bewirkt,
dass der ganzen Gesammtstrecke das Verhältniss 1 2 entspricht, so muss es eine Strecke bei höherer Wärme geben,
auf welcher die geringe Wirkung der niedrigen Grade compensirt wird. [492] Vielleicht giebt es ein Gebiet, wo das
Wasser sich ebenso stark ausdehnt, wie der Weingeist.

Aus alledem muss man schliessen, dass, wenn zwci Thermometer mit Weingeist verschiedencr Qualität gefüllt sind, man
sich stark irren würde, wenn man das Verhältniss der Grade,
die sie in derselben oder in verschieden temperirter Luft anzeigen, aus der Gesammtausdehnnng der beiden Weingeistsorten
berechnen wollte. Um zu zeigen, wie gross der Fehler werden
kann, wollen wir noch ein Beispiel vornehmen, nämlich zwei
Thermometer betrachten, deren eines die Volumenzunahme 400
bis 435, das andere mit schwächerem Weingeist oder mit Branntwein gefüllt, 400 bis 425 anfweist; der Gang dieser Thermometer, die Gradstrecken, müssten im Verhältnis von 35 zu 25
stehen. Das wird auch richtig sein, wenn man vom Gefrierpunkt bis zum Punkte des kochenden Wassers die Gradstrecken
nimmt. Aber richten wir nnsere Aufmerksamkeit auf das
Gebiet vom Gefrierpunkte bis zu einer für die Inspiration
zu heissen Luft, die immerhin noch weit entfernt ist von der

Wärme, die dem Wasser beim Sieden ertheilt ist[7]). Angenommen, das erste Thermometer mit 1000 Volumtheilen
starken Weingeistes zeige 35 Grad an, so wird das andere
noch lange nicht 25 anzeigen; denn der schwache Weingeist,
der sich um 25 auf 400 ausdehnt, ist ein Gemenge von gleichen Theilen Wasser und Weingeist von der Ausdehnung 35
auf 400. Nehmen wir einstweilen an, die sehr geringe Ausdehnung des Wassers während der Strecke, auf welcher das
erste Thermometer 35 Grad durchlaufen hat, sei gleich 0,
so wird das zweite Thermometer sich gerade nur soviel ausdehnen, wie wenn es .500 Theile Weingeist der ersteren
Qualität hätte. [493] Wenn also 1000 Theile 35 Grad in
einer gewissen Lufttemperatur anzeigen, so werden 500 Theile,
die dem reellen Gehalt an Weingeist im zweiten Thermometer
entsprechen, nur $17\frac{1}{2}$ Grad zeigen; will man den halben
oder ganzen Grad hinzufügen, der Wasserausdehnung zu
genügen, so erhielte man 18 bis $18\frac{1}{2}$ Grad; während bei der
ganzen Strecke das Verhältniss 35 zu 25 gilt, finden wir hier
35 zu 18 oder $18\frac{1}{2}$.

Demnach folgt selbst aus dem, was wir soeben mitgetheilt haben, dass man einen gewissen Vergleich zwischen
zwei Thermometern mit verschiedenen Weingeistproben, deren
Ausdehnbarkeits-Verhältniss bekannt ist, anstellen kann, und
dass dieser Vergleich ziemlich genau ausfallen wird, wenn
die Grade nicht einer sehr hohen Temperatur angehören; denn
kennt man das Verhältniss der Ausdehnungen der beiden
Weingeistsorten, so kennt man, nach der obigen Regel, auch
die Wassermenge, die, dem stärkeren zugefügt, denselben auf
den Zustand des schwächeren brächte, und man betrachtet
das Spiel des Thermometers mit schwächerem Weingeist so,
als enthielte es nur einen Bruchtheil stärkeren Weingeistes, und
zwar einen so grossen, wie man ihn erhält, wenn man vom
Totalvolumen die Wassermenge abzieht, wie solches schon in
einem Beispiel vorhin durchgeführt wurde. Zwei Beobachter, in
entfernten Ländern, wollen ihre Beobachtungen vergleichen,
die sie an ihren Thermometern angestellt haben, welche letztere
beide 1000 Theile beim Gefrierpunkte enthalten mögen; aber bei
dem einen beträgt die Volumenzunahme bis zum Siedepunkte des
Wassers $87\frac{1}{2}$ Grad, bei dem anderen nur $62\frac{1}{2}$. Man weiss,
dass schwacher Weingeist, der sich bloss um $62\frac{1}{2}$ Grad ausdehnt, nur 500 Theile Weingeist enthielt, deren 400 auf 35
anwachsen; dass mithin, bei Vernachlässigung der Wasser-

ausdehnung, die Grade dieses Thermometers zu denen des anderen sich verhalten müssen wie 500 zu 1000, oder wie 1 zu 2, wozu dann die Ausdehnung der 500 Theile Wasser schätzweise hinzugefügt werden müssten.

[494] Hier muss die Bemerkung betont werden, dass alle Tafeln oder Wärme-Grad-Scalen, die man bisher angefertigt hat, und alle, die noch gefertigt werden dürften, uns niemals solche Verhältnisse zwischen den verschiedenen Wärmegraden darstellen werden, die wir als wirkliche Verhältnisse (rapports véritables) ansehen könnten, kurz, dass die Wärmegrade sich nicht so zu einander verhalten, wie die Ausdehnungsgrade verschiedener Flüssigkeiten. Denn begründet man seine Wärmegradscala auf Ausdehnung des Wassers, so würden gewisse Grade einander sehr nahe liegen und sich bloss durch sehr kleine Volumenunterschiede kennzeichnen, die sehr stark abwichen von den Graden der Ausdehnung des Weingeistes. Andere Flüssigkeiten gäben wieder andere Intervalle, und gäben ein anderes Verhältniss für die verschiedenen Wärmegrade.

Wir können hier noch eine weitere Bemerkung nicht unterdrücken, die unserem Gegenstande etwas fern liegt, aber doch auf denselben hinweist, ich meine, dass die Ausdehnbarkeit des spirituösen, des brennbaren Theiles des Weingeistes sehr viel grösser sein dürfte, als sie erscheint, ja vielleicht grösser, als die irgend einer anderen uns bekannten Materie, die Luft nicht ausgenommen. Der stärkste rectificirte Weingeist, der künstlich hergestellt wird, ist noch lange kein reines Oel, frei von allem Phlegma. Die sehr sorgfältigen, von *Geoffroy* jun. angestellten Versuche haben gezeigt, dass Wasser zum grossen Theil, — mehr als die Hällfte seines Gewichtes — aus »sehr gutem« Weingeist, wie man ihn nennt, besteht, ja sie lassen uns vermuthen, dass der Antheil ein noch viel grösserer sei. Wenn wir nun annehmen, dass das Oel, d. h. die brennbare Substanz (la matière inflammable) nur ein Viertel des Weingeistes ausmacht, der beim Gefrierpunkt 400 und bei der Siedehitze 436 Theile hat, so beträgt das Wasser oder das Phlegma $^3/_4$ dieses Volumens. Wenn man nun die Ausdehnung des Phlegma gleich dem unseres Wassers annimmt, was wohl sehr nahe richtig sein wird, [495] so findet man für den brennbaren Theil eine Ausdehnung von $24^3/_4$, oder von 99 anf 400; denn 400 Weingeist bestehen dann aus 300 Wasser und 100 Theil Oel oder brennbare Substanz; die 300 Wasser können sich nur um $11^1/_4$ ausdehnen, da 400 Wasser 15 ergaben. Da die Ge-sammtausdehnung des Weingeistes 36 war, so müssen die 100 Theile Oel oder brennbare Substanz um $24^3/_4$ sich aus-dehnen, sodass die Zahl 36 ergänzt wird.

Wir sind weit entfernt zu glauben, dass wir den Antheil an brennbarer Substanz zu klein angenommen haben, wenn wir $^1/_4$ des Gesammtvolumens dafür ansetzten, ja wir sind selbst geneigt zu glauben, dass die wirklich brennbare Sub-stanz (la matière proprement inflammable) nur den achten Theil ausmacht oder den sechzehnten Theil der Mischung, und werden eher ihm zu viel als zu wenig Antheil zusprechen. Nach der obigen Ueberlegung kann man die Ausdehnbarkeit der brenn-baren Substanz in der Siedehitze auswerthen. Beträgt sie z. B. $^1/_8$ des ganzen Volumens, so dehnen sich 100 Theile auf $4'5^3/_4$ aus, beträgt sie $^1/_{16}$, so ist die Ausdehnung $87^3/_4$. Jetzt sehen wir, dass der brennbare Theil sich beinahe an Volumen verdoppelt in der Siedehitze des Wassers; und wenn es wahr ist, wie viele Physiker zu glauben geneigt sind, dass der An-theil noch kleiner sei, als der zuletzt angenommene, wie weit könnte alsdann die Ausdehnbarkeit gehen, selbst wenn man nur bis zur Siedehitze des Wassers geht? Auch mag die brenn-bare Substanz eine sehr starke Tendenz zur Ausdehnung be-sitzen. Welchen Raum nimmt Schiesspulver ein, wenn es sich entzündet oder sich aufs äusserste ausdehnt? [496] Ich weiss, dass man die Ausdehnbarkeit der Luft für ebenso gross gehalten hat, wie die des Schiesspulvers, aber die brennbare Substanz ist an und für sich (par elle-même) vielleicht viel ausdehnbarer als Luft. Gewöhnliche Luft dehnt sich nicht stark aus durch kochendes Wasser; und wollte man die Aus-dehnbarkeit des Weingeistes der Luft selbst zuschreiben, so müsste man annehmen, dass die in demselben enthaltene Luft stark verdichtet wäre. Obwohl Wasser sehr viel Luft enthält und vielleicht ebensoviel oder noch mehr als Weingeist, so ist das Wasser doch sehr wenig ausdehnbar im Vergleich zum spirituösen Theile des Weingeistes.

Um aber auf unser Thermometer zurückzukommen, so haben wir als nothwendiges Princip anerkannt, dass behufs genauer Gradnirung die Röhren dick seien, und dass, je dicker sie sind, um so besser sie sorgfältig graduirt werden können; die Dicke der Röhren erfordert eine entsprechende Vergrösserung der Kugeln. Hier nun können wir nicht leugnen, dass bei

Thermometern mit grossen Kugeln eine Unvollkommenheit zu
befürchten ist. Es tritt eine Art Unempfindlichkeit auf im
Vergleich zu den Thermometern mit kleinen Kugeln. Ich
unterscheide bei Thermometern zwei Arten Empfindlichkeit;
die erstere wird bestimmt durch die von der Flüssigkeit zu-
rückgelegten Strecken während einer bestimmten Temperaturänderung der Luft. Da diese Strecke vom Verhältniss
des Kugel- und Röhrendurchmessers abhängt, kann sie in
Thermomctern mit grossen und kleinen Durchmessern gleich
gross sein.

Es giebt aber eine andere Art Empfindlichkeit in den
Thermometern, die allein so genannt zu werden verdient: denn
sie besteht in der That aus einer ausgezeichneten Sensibilität,
sofern ein Thermometer, wenn es gegen Aenderungen der
Kälte und Wärme in der Luft sensibler ist, uns früher dieselben kund thut. Die Luftthermometer sind in diesem
Sinne empfindlicher als die aus Weingeist; die Luft empfängt
schneller die Wirkungen der Kälte und Wärme, als selbst
der stärkste rectificirte Weingeist. [497] Unter den Wein-
geistthermometern wiederum sind diejenigen, welche kleine
Kugeln haben, die empfindlicheren. Die Aenderungen der
Temperatur der Luft gehen denen der Thermometer voraus.
Wenn die Luft wärmer ist, als die angrenzenden Körper, so
giebt sie diesen Wärme ab; die Thermometerkugel theilt der
ihr anliegenden Schicht Weingeist die Wärme, die sie empfangen
hat, weiter mit. Die erste Schicht Weingeist giebt ihre Wärme
der folgenden ab; so wird die Wärme von Schicht zu Schicht
mitgetheilt, sie wird im Innern geringer sein als an der Oberfläche, und zwar um so geringer, je grösser der Kugeldurch-
messer ist. Es verhält sich hier gerade so wie mit dem Feuer,
das man um zwei Gefässe spielen lässt, deren eines gross,
das andere klein ist; obwohl man gleichmässig auf beide
Gefässflächen das Feuer wirken lässt, wird das Wasser im
kleinen früher kochen als im grossen. Und wenn die Kugel eine
gewisse Grösse hat, so könnten Aenderungen von kalt zu warm
und von warm zu kalt vorkommen, die nicht in ihrem vollen
Betrage vom Thermometer angezeigt würden, weil eine ziemlich beträchtliche Zeit erforderlich wäre, bis der Weingeist in
der Mitte der Kugel die äussere Temperatur angenommen
hätte; und wenn schon vorher die Luft sich wieder abkühlte,
so würde auch die Flüssigkeit der Kugel sich wieder zu-
sammenziehen, ehe sie die Temperatur der äusseren Luft

angenommen haben würde. Die Uebergänge von kalt zu warm
sind zuweilen so plötzlich und die uns umgebende Luft bleibt
so kurze Zeit in demselben Zustande, dass selbst Thermometer
mit kleinen Kugeln nur selten den ganzen Spielraum von kalt
zu warm in der Luft anzeigen, und dieser Uebelstand ist noch
grösser bei Thermometern mit grossen Kugeln.

Aber die Abhülfe gegen diesen Mangel der grosskugeligen
Thermometer ist sehr einfach. Es ist durchaus nicht nothwendig, dass die sogenannte Kugel des Thermometers [498] eine
Kugel sei. Jede Gestalt ist zulässig. Das Wesentliche ist
die Capacität. Gäbe man die Form eines abgeflachten Be-
hälters oder einer Linse, deren Wände einander näher stehen,
als die der kleinen Kugeln, und die grosskugeligen Thermometer werden ebenso empfindlich geworden sein, und selbst
noch empfindlicher als die mit kleinen Kugeln. Je flacher
die Behälter, um so empfindlicher wird die Gattung ausfallen.
Man kann dieses nach Belieben einrichten; denn wenn man
die Behälter grösser nimmt, hat man doch stets eine genügende
Capacität in der Gewalt. Freilich sobald sie solch eine Gestalt haben sollen, wird man sie nicht von gewöhnlichen
Glasbläsern erhalten können; aber denen, die Thermometer
brauchen, ist es völlig gleichgültig, ob man aus den Glas-
fabriken Behälter *und* Röhren bezieht oder wie bisher *nur*
Röhren. Wenn übrigens die Kugeln nicht mehr als 4 Zoll
Durchmesser haben, so wird der Gang nicht viel hinter dem
mit kleiner Kugel zurückbleiben, es wird, nach meinen
Versuchen zu urtheilen, nicht eine Viertelstunde, ja nicht
einmal eine halbe Viertelstunde dauern. Statt den flachen
Behälter durch eine Kugel von grossem Durchmesser zu ersetzen, kann man sehr wohl die Cylinderform wählen. Es
könnte eine dicke Röhre sein, die nur solchen Durchmesser
hat wie kleine Thermometerkugeln und selbst noch geringeren.
Die Höhe wird je nach der Capacität berechnet, die gewünscht wird.

Die grössere oder geringere Empfindlichkeit zweiter Art
wird zuweilen der Grund des verschiedenen Ganges der Thermometer sein. Wenn in zwei Stunden in der Luft eine Temperaturänderung eintritt, die $2\frac{1}{2}$ Grad Aenderung des Flüssig-
keitsstandes bewirkt, so wird ein empfindliches Thermometer
diese $2\frac{1}{2}$ Grad anzeigen, während das unempfindlichere vielleicht nur einen Grad gestiegen ist. [499] Bleibt aber die
Wärme der Luft einige Zeit beständig, so verharrt das erstere

auf demselben Punkte, während das zweite nachfolgt. Daraus erhellt, dass die Tagesstunden, die am wenigsten zweifelhafte Angaben über die Temperatur der Luft durch die Thermometer ergeben, diejenigen sind, wo die Flüssigkeit etwa eine Viertelstunde stationär geblieben ist.

Herr *Taglini*, Professor in Pisa, hat im Jahre 1725 eine Dissertation (thèse) über Thermometer drucken lassen, die ganz anders geartet ist, als diejenigen, die oft in unseren Instituten (collèges) erscheinen; sie hat die Form einer Dissertation nur durch ihre Thesen (positions). Es ist eine kleine Arbeit, in der sorgfältig Alles gesammelt und besprochen ist, was sich auf Thermometer bezieht. Doch können wir nicht allen Behauptungen beistimmen, namentlich nicht der letzten, sie läuft stracks den Principien entgegen, die wir der Construction der Thermometer zu Grunde gelegt haben, um vergleichbare Grade zu erhalten; ja sie benimmt alle Hoffnung, jemals dieses Ziel erreichen zu lassen. Er stellt die Behauptung auf, dass die festen Punkte, die man bisher gesucht hat, noch nicht gefunden seien und dass es unmöglich sei, solche zu finden. Von den zweien jedoch, die wir als feste Punkte angenommen haben, wird nur der eine angegriffen, der Siedepunkt des Wassers. Er bekämpft zwar auch den festen Punkt, der durch die Kälte des Eises erhalten wird, und selbst den durch Gefrieren in kalter Luft. Aber gegen die künstliche Eisbildung in einer Luft, die sogleich das natürliche Eis schmelzen würde, bringt er nichts vor, und wir glauben oben gezeigt zu haben, dass der Kältegrad dieses künstlichen Eises nicht verwechselt werden darf mit dem aller anderen Arten von Eis, und dass es ein fester Punkt sei. Uebrigens wollen wir bekennen, dass dieser Eispunkt uns nicht fester zu sein scheint als der Siedepunkt des Wassers, den Herr *Taglini* gar nicht als solchen anerkennt und den ich für unanfechtbar halte. Selbst die Theorie sollte uns lehren, dass, wenn wir einen Fixpunkt brauchen, wir ihn hier finden können. [500] Aber zu unserer Schande kommt es oft vor, dass wir ziemlich spät angestellten Versuchen Kenntnisse verdanken, die weit früher die Ueberlegung uns vermittelt haben müsste. Ohne Physiker zu sein, hat man stets gewusst, dass siedendes Wasser weniger warm ist als siedendes Oel, als Blei, als Kupfer, als Eisen, als Silber, die geschmolzen und erwärmt sind bis sie sieden (fondus jusqu'à bouillir). Man hat also stets gewusst, dass es Temperaturen giebt, die das Wasser nimmer erreichen kann; folglich giebt

es eine solche Temperatur, die das Wasser nicht überschreiten
kann, und das muss mithin ein Fixpunkt sein. Vielleicht war
es unrichtig zu glauben, das Wasser habe diesen Punkt bereits erreicht, sobald einiges Aufkochen beginnt. Das allein
könnte das Experiment des Herrn *Taglini* beweisen, als er
sah, dass das in der Kugel mit angeschmolzener Röhre befindliche Wasser sich nur bis zu einer gewissen Höhe erhob,
wenn die Kugel sich in einem Topf mit kochendem Wasser
befand, und dass, wenn letzteres heftiger zu sieden veranlasst
wurde, das Wasser in der Röhre noch höher emporstieg und
zwar so hoch, dass es bereits aus der Röhre hervortrat. Wäre
der Durchmesser der Kugel kleiner gewesen im Verhältniss
zu dem der Röhre, oder wäre die Röhre länger gewesen, so
wäre das Wasser sehr wohl darin geblieben; und bei einem
gewissen Punkte angelangt, wäre es bei demselben stehen
geblieben, wie stark auch das Wasser im Topf zum Kochen
gebracht wäre. Das habe ich geprüft an Kugeln von $4^1/_2$ Zoll
Durchmesser, die mit 6 Fuss langen Röhren versehen waren.
Auch fand ich, dass die Kugel sehr lange im siedenden Wasser
stehen musste, bis das Wasser im Rohre seinen höchsten Punkt
erreichte, mindestens eine Viertelstunde, weil das Wasser beim
Anfsteigen in die Röhre sich abkühlt.

Der gelehrte Professor hat keinen Grund beigebracht,
warum man an der Beständigkeit des Siedepunktes des Wassers
zweifeln sollte oder auch nur an der Möglichkeit ihn zu erfassen. Er bemerkt, wie sehr die Wasserarten sich verschieden
verhalten; dass die Differenz ihrer Gewichte bekannt sei
[**501**] und wir daraus auf ihre Zusammensetzung Schlüsse
ziehen müssen; und dass daraus hervorgehe, dass der Wärmegrad, der hinreicht, um ein gewisses Wasser zum Sieden zu
bringen, zu niedrig oder zu hoch sei für andere. Das scheint
allerdings sehr wahr zu sein: aber sollen wir daraus schliessen,
dass wir durch das Gewicht oder durch andere Grössen das
Wasser bezeichnen sollen, dessen wir uns bedienen zur Bestimmung des festen Wärmegrades für das Sieden, wie wir
solches für Weingeist gethan haben? Im äussersten Nothfalle
hätten wir uns darauf eingelassen: es scheint aber, dass diese
Vorsicht überflüssig gewesen wäre. Bedient man sich gemeinen
Wassers, so wird man keine merklichen Unterschiede beim
Sieden bei dieser oder jener Art finden. Handelt es sich um
ein augenscheinliches Messen (mesures sensibles), so brauchen
wir auch nur augenscheinliche Gleichheiten (égalités sensibles).

Es würde sich sicherlich die Unmöglichkeit zeigen, völlig genaue Maasse zu erhalten, welcher Art sie auch seien; vielleicht hat es noch nie zwei völlig gleiche Markgewichte oder Ellen gegeben. Maasse, die man ganz gleich anfertigt, wären es nicht mehr, je nachdem die Wärme, Trockenheit oder Feuchtigkeit der Luft auf sie wirkte. Doch haben wir viele Maasse von einer uns genügenden Genauigkeit, weil keine Ungleichheiten von Belang daraus hervorgehen.

Nach alledem muss ich frei bekennen, dass ich nicht erwarte, man werde viele Thermometer verfertigen, deren Grade völlig gleich oder völlig proportional seien. Die gewöhnlichen Barometer, so einfach ihr Bau ist, haben nicht stets völlig gleichen Gang; aber man wird leicht Thermometer anfertigen, die nur wenig differiren und die uns eine Vorstellung der Kälte- und Wärmegrade geben, fast so genau, wie wir ihrer bedürfen. Mit diesen Instrumenten wird es sich ebenso verhalten wie mit allen anderen Erzeugnissen der Kunst, man wird sie um so vollkommener herstellen, je mehr Aufmerksamkeit man bei der Anfertigung verwendet und je geschicktere und geübtere Hände sich damit befassen. Die Thermometer, die ich habe anfertigen lassen, weichen in dem Verhältniss ihres Ganges (dans les rapports de leur marche) nicht mehr als um $1/4$ Grad von einander ab, und sicherlich werden tausend Leute bessere anfertigen, als ich sie habe machen lassen. [502] Wenn man endlich nicht alle zur Vollkommenheit der Thermometer erforderlichen Bedingungen in äusserster Exactheit erfüllen kann, so wird man sich dem Ziele stets nähern, man wird Thermometer haben von weit sichererem Werthe, als es die gebräuchlichen sind, bei denen Alles unbekannt ist, die Capacität der Kugeln, der Röhren, der Werth der Gradtheile und die Qualität der Flüssigkeit.

Wenn die Grösse unserer Thermometer missfällt, so kann man mit ihrer Hilfe ganz kleine construiren, deren Graduirung proportional der der grossen wäre; man fülle sie mit demselben Weingeist und bediene sich der grossen als Norm (étalon) für die kleinen. Man kann auch ziemlich kleine Thermometer verfertigen, indem man sie gerade so graduirt, wie wir es für die grossen angegeben haben, nur würde die Eintheilung bloss von 5 zu 5 Grad genau gemacht werden; statt sie mit einer Maasseinheit zu graduiren, wird man ein Maassglas von 5 Theilen anwenden. Alle Punkte von 5 zu 5 Grad werden also genau bestimmt sein. Eine jede dieser Strecken wird man

in 5 Theile theilen, um ebensoviel Zwischengrade zu erhalten,
und diese Methode wird keine merklichen Fehler bedingen.
Wenn man übrigens die Existenz und sogar die Möglichkeit fester Wärmegrade hat leugnen wollen, so hat man dabei
vergessen, dass die Pariser Physiker einen sehr bequemen
besitzen in den Kellern des Observatoriums. Das ist wirklich
eine sehr bemerkenswerthe Thatsache, und eine solche, die
man nicht hätte voraussehen können, dass Keller, die nicht
einmal sehr tief liegen und von nicht bedeutender Ausdehnung
sind, deren Communicationen mit der Aussenluft man nicht zu
hindern sich bemüht hat, eine Luft von nicht merklich ver-
änderlicher Temperatur einschliessen. Die Beobachtungen sind
dennoch entscheidend; Herr *de la Hire* hat gefunden, dass
in der Zeit grösster Sonnenhitze, sowie im strengen Winter
von 1709 die Flüssigkeit im Thermometer ziemlich beständig
(assez constamment) auf demselben Grade stand; [503] auch
ist diese Temperatur der Observatoriumskeller einer der Punkte,
der sorgfältig auf den besseren bisher angefertigten Thermometern bezeichnet worden ist. Zu den ersten Nutzanwendungen
der nach unseren Methoden construirten Thermometer gehörte
die Bestimmung jenes festen Punktes. Man fand den Wärmegrad der Keller zu $10^1/_4$ Grad über dem Gefrierpunkt an einem
Thermometer, dessen beim künstlichen Gefrieren des Wassers
verdichtetes Volumen 1000 betrug, welches Volumen in der
Siedehitze des Wassers sich auf 1080 ausdehnte, oder was
dasselbe ist, das beim Gefrieren des Wassers auf 1000 redu-
cirte Volumen beträgt $1010^1/_4$ in den Kellerräumen des Observatoriums[8].
Wir können ebenso mit Hülfe der neuen Thermometer
die früher angestellten Beobachtungen mit Thermometern, die
noch vorhanden sind, wie das des Herrn *de la Hire*, dessen
man sich seit so vielen Jahren bedient hat, auf bekannte und
vergleichbare Grade zurückführen.
Als wir nun die Construction der Thermometer im Auge
hatten, meinten wir, es solle die Luft, die in der Röhre eingeschlossen wird, nicht allzustark verdünnt sein, andererseits
aber solle sie auch nicht in der bei niedriger Temperatur vorhandenen Dichte belassen werden; uns erschien es richtiger,
eine Dichtigkeit zu wählen, die ungefähr der an sehr heissen
Tagen vorhandenen gleichkommt. Es ist leicht, solche Wahl
zu begründen. Wenn der Weingeist sich ausdehnt, strebt
auch die in demselben enthaltene Luft sich zu verdünnen;

mithin wirkt sie der Ausdehnung des Weingeistes entgegen;
letztere kann nicht zu Stande kommen, ohne die Luft
zu verdichten, in Folge dessen die Röhre oder die Kugel
zerbrechen dürfte bei hohem Wärmegrade. Noch ein viel miss-
licherer Umstand tritt ein, wenn sehr dünne Luft eingeschlossen
worden ist. Die im Weingeist vorhandene Luft kann sich leicht
aus demselben heraus entwickeln; und wenn das geschieht,
[504], so ist der Weingeist nicht mehr genau derselbe, wie der,
dessen Qualität man bestimmt hat. Dass in der That die
Luft aus dem Weingeist entweicht, wenn derselbe von gar zu
verdünnter Luft, also von einer Art Vacuum umgeben ist, das
hat eine Beobachtung an unsern Thermometern deutlich gezeigt.
Nachdem der Weingeist in der Kugel eines Thermometers beinahe bis zur Siedehitze des Wassers erwärmt worden war, legte
ich dasselbe horizontal hin und liess es in dieser Lage erkalten. Bald nahm das Weingeistvolumen in der Kugel ab;
der leere Raum, der sonst in der Röhre entsteht, trat jetzt
an der höchsten Stelle der Kugel ein; er wuchs zusehends,
nahm ein beträchtliches, immer wachsendes Kugelsegment ein.
Aber in dem Maasse, als dieses anwuchs, sah ich fortwährend
kleine Bläschen an allen Stellen der Weingeistoberfläche hervortreten. die dann mit der grossen Luftblase sich vereinigten.
Diese Blasen konnten nur Luft sein, die sich aus dem Weingeist entwickelte. Nach dieser Beobachtung stellten wir noch
viele andere an, die wir hier nicht mittheilen können, ohne
die bereits sehr lang ausgefallene Abhandlung noch beträchtlich zu erweitern; in ganzer Ausführlichkeit dürfen wir sie
nicht mittheilen; doch sind sie an sich wohl beachtenswerth,
und zudem führen sie uns zu einer Construction von Thermometern, die nicht so leicht in Unordnung gerathen können,
wie solches stets an den bisherigen sich ereignet hat, selbst
die unserigen nicht ausgenommen [9]).
    Wir wollen nur die Quelle dieser Störungen andeuten.
Man ist nie sicher, ob ein Thermometer nach mehreren Jahren,
oder selbst nach kürzerer Zeit, ebenso beschaffen ist, wie zur
Zeit seiner Construction. Der Weingeist kann im Laufe der
Zeit ganz allmählich seine Luft verlieren, diese Luft, die in
dem soeben beschriebenen Versuche in kurzer Zeit entwich;
vielleicht erheben sich sogar einige der spirituösesten Theile
des Weingeistes in die Röhre [505] und verharren daselbst
als Dampf, vielleicht nimmt auch der Weingeist die vorher
entwichene Luft wieder in sich auf, ebenso wie wir sehen,

dass Wasser mit der Zeit die während des Siedens vertriebene
Luft wieder aufnimmt; und vielleicht treten die spirituösen
Theile, die sich aus dem Weingeist entwickelt hatten, wieder
in letzteren zurück, so dass dieser Art eine gewisse Circulation
in dem Weingeist entsteht, der, weil er eingeschlossen ist,
immer in nahe demselben Zustande sich erhält. Bis jetzt war
dieses Alles, schwer zu entscheiden, und vielleicht gelingt es
uns in Zukunft. Man brauchte nur die Kugel eines grossen
Thermometers dem künstlichen Gefrieren des Wassers auszu-
setzen, die Flüssigkeit in der Röhre wird bei der entsprechenden Marke stehen, wenn keine Veränderung im Thermometer
seit seiner Anfertigung eingetreten war; ist solches aber wohl
geschehen, so wird die Flüssigkeit niedriger oder höher stehen,
je nach der Art der Veränderungen. So.hat man also eine
Methode, sich stets des Zustandes, in dem das Instrument
sich befindet, zu vergewissern und es zu verificiren, und man
weiss, wie weit man den mit demselben angestellten Beobachtungen Vertrauen schenken darf.

Es wäre zu wünschen, dass die Physiker verschiedener
Länder Thermometer solcher Art erhielten, dann würden ihre
Beobachtungen uns Kunde geben von der grössten Hitze und
grössten Kälte verschiedener Klimate. Man wird nicht überall im Stande sein, die Behälter oder Kugeln an die Röhren
anblasen zu lassen; wenn man aber auch nur Röhren hat,
und ein wenig Geschick vorhanden ist, was doch schwerlich
denjenigen, die solche Untersuchungen lieben, fehlen wird, so
kann man sich leicht selbst ein Thermometer construiren.
Man kann die Röhre auf einer Flasche von passender Grösse
befestigen. Ist man in Verlegenheit, wie man den Flaschen-
hals an das untere Ende der Röhre anschmelzen soll, so kann
man Kitt anwenden oder ein Klebemittel, auf welches Weingeist unwirksam ist; Gummi arabicum, Fischleim, die so leicht
sich in Wasser lösen, thun dieses nicht in Weingeist. [506]
Ich habe mit beiden Stoffen Röhren mit Flaschen verkittet,
um Thermometer zu fabriciren. Man sollte glauben, sie würden
sich als dauerhaft erweisen; doch kann solches nur die Zeit
lehren, und noch bin ich darüber nicht unterrichtet. Aeusser-
lich muss man aber stets einen Firniss anwenden in einigen
Schichten: diese widerstehen der Feuchtigkeit und schützen
die Oberfläche des Kittes: gewöhnlicher Lackfirniss genügt.

Aber vergeblich wird man in verschiedenen Ländern
nach unserer Methode wohlconstruirte Thermometer mit ver-

gleichbaren Graden haben, und die Vergleichung der Kälte
und Wärme der verschiedenen Länder und Jahreszeiten wird
nie genau ausfallen, wenn diejenigen, die sich mit den
Beobachtungen befassen und dieselben dem Publikum mittheilen
wollen, nicht aufmerksam sind bei der Wahl der Plätze, an
welchen sie ihre Thermometer aufstellen, und zwar einige
Zeit vordem der Gang beobachtet wird (quelque temps avant
d'observer leur marche). In ein und derselben Stadt, in ein
und demselben Hause wird man gleichzeitig grosse Verschiedenheiten an den Thermometern finden, welch letztere
gleich ständen, wenn sie sich neben einander befänden. Die
Flüssigkeit der Thermometer in den Zimmern, die nicht ge-
heizt werden, werden doch sehr anders einstehen im Vergleich
zu denen in freier Luft; an gewissen Tagen werden letztere
8 bis 10 Grad steigen und fallen, während jene kaum einen
Grad anzeigen. Es ist also durchaus erforderlich, dass der
Beobachter sein Thermometer der Aussenluft aussetze[10]). Er
muss eine Stelle nach Norden zu wählen, und zwar so, dass
die Sonne in keiner Tagesstunde den Platz bescheine. Und
selbst dieses genügt noch nicht, wenn er nicht neben den
Beobachtungen darüber berichtet, ob es in der Nähe Mauern
giebt, die die Sonnenstrahlen auf das Thermometer reflectiren,
oder ob solche nicht vorhanden sind; ferner, ob das Thermometer am ersten, zweiten oder dritten Stockwerk angebracht
ist. Alle diese Mittheilungen sind wesentlich, wenn man Vergleiche anstellen will. [507] Im Sommer habe ich zwei Thermometer gesehen, die in verschiedenen Häusern in freier Luft,
nach Norden zu, angebracht waren, und das eine stand an
Tagen mit Sonnenschein 1 bis $1\frac{1}{2}$ Grad höher als das andere,
weil die umgebende Luft durch Reflexion von nahegelegenen
Mauern erwärmt war. Auch habe ich an warmen Tagen
beobachtet, dass das Thermometer am Fenster des Erd-
geschosses 1 Grad niedriger stand, als dasjenige am ersten
Stockwerk, während beide Fenster genau über einander
standen. Dennoch waren beide Thermometer von neuer Construction und zeigten neben einander gleichen Stand. Auch
die vollkommensten Instrumente müssen mit Geschick und
Umsicht gebraucht werden.

II.

Zweite Abhandlung
über die Construction der Thermometer
mit vergleichbaren Graden,

nebst Versuchen und Bemerkungen über einige Eigenschaften der Luft.

Von

René Antoine Ferchault de Réaumur.

Gelesen am 6. Juni 1731 (Mém. 1731).

So lange die Thermometergrade fast willkürlich genommen wurden, so lange verschiedene Thermometer dieselben Aenderungen der Kälte und Wärme durch ungleiche Grade ausdrückten, war es ziemlich überflüssig, einige Unvollkommenheiten zu beseitigen, die, selbst wenn sie beträchtlich waren, doch geringfügig erschienen im Vergleich zu denen, die wesentlich in der Construction wurzeln. Jetzt aber, wo wir Principien haben, nach denen Thermometer mit gleichem Gange angefertigt werden können, wenn sie gleichen Veränderungen der Kälte und Wärme ausgesetzt sind, die auch geeignet sein werden, die Wärme- und Kältegrade verschiedener Jahreszeiten und verschiedener Klimate vergleichbar darzustellen, jetzt begingen wir ein Unrecht, wenn wir nicht alle erdenkbaren Verbesserungen anbrächten, wenn wir nicht alle Hindernisse eines regelrechten Ganges fortschafften, sobald solche entdeckt werden.

In der Abhandlung*), deren Fortsetzung hier vorliegt, haben wir die zur Construction von Thermometern mit gleichförmigem Gange erforderlichen Principien niedergelegt und wir haben das Verfahren zur Herstellung beschrieben. Nur über einen Gegenstand haben wir [251] uns noch nicht ausgesprochen, auf welchen zurückzukommen wir in Aussicht stellten; ich meine die beim Verschliessen der Röhre nöthigen Vorsichtsmaassregeln. In aller erforderlichen Ausführlichkeit konnte die Frage nicht erörtert werden in einer ohnehin schon sehr umfangreichen Abhandlung; vielmehr wird sie Stoff zu zwei ferneren Abhandlungen bieten, da wir zu verschiedenen Versuchen angeregt wurden, die nicht nur zur Verbesserung der Thermometer führten, sondern auch an und für sich interessante Thatsachen aufdeckten und wenig bekannte Erscheinungen aufhellen, die den Physikern als eigenthümlich wohlbekannt sind.

Wir handeln also von Thermometern, deren Construction in der ersten Abhandlung mitgetheilt ist. Alle kleinen praktischen Handgriffe braucht man hier nicht im Auge zu haben, wesentlich erscheint es die charakteristischen Principien der Construction in Erinnerung zu bringen. Die Gestalt ist die der gewöhnlichen Weingeistthermometer; sie haben eine Kugel oder ein Glasgefäss, an welches ein gerades Glasrohr angeschmelzt ist; aber statt eines beliebigen, zufälligen Weingeistes, eines bald starken, bald schwachen, bald eines Branntweines oder ganz unbekannten, haben die neuen Thermometer ein und denselben Weingeist oder mindestens einen von bekannter Beschaffenheit, die durch die Ausdehnbarkeit bestimmt wird. Vorzüglich ward ein solcher Weingeist angewandt, welcher bei 1000 Theilen beim Gefrieren des Wassers um 80 Volumtheile zunahm bei dem höchsten Wärmegrade, den siedendes Wasser ihm mittheilen kann, ohne dass er selbst kocht. Die Gefriertemperatur, die Kälte der beginnenden Eisbildung [252], wie sie künstlich im Sommer erzeugt werden kann und die wir den künstlichen Gefrierpunkt nannten, ist der Ausgangspunkt der Zählung der Thermometergrade. Zwei Theilungen sind angebracht, die eine nach oben, die andere unter den Gefrierpunkt. Die erste zeigt die Ausdehnung des Weingeistes an und heisst die der Dilatationsgrade. Die absteigende zeigt den Grad der Contraction an unter das Volumen

---

*) Mém. de l'acad. 1730 pag. 452. (Seite 19 dieses Heftes d. Kl.)

beim Gefrierpunktc und heisst die der Condensatious-
grade.

Der wahre Charakter dieser Art Thermometer besteht
aber darin, dass die Grade nicht willkürlichen Röhrenstrecken
entsprechen; vielmehr habeu alle Grade gleiches und zwar ein
bekanntes Volumen, nämlich den tausendsten Theil des beim
Gefrierpunkt genommenen Weingeistes. Wenn also der letztere sich um 20 Grade erhoben hat, so ist das anfängliche
Volumen 1000 nunmehr gleich 1020 geworden, es hat sich
mithin um 20 Theile ausgedehnt. Steht der Weingeist
10 Grade unter dem Gefrierpunkt, so weiss man, dass das
Volumeu jetzt nur noch 990 Theile beträgt, es hat sich also
um 10 Theile verdichtet.

Wir setzen nun die Handgriffe zur Verfertigung solcher
Thermometer als bekannt voraus, oder wir nehmen an, dass
wir, im Besitze solcher, nur noch das obere Ende zu verschliessen haben: denn ich frage nicht mehr, ob der Verschluss
überhaupt nöthig sei. Die ersten Thermometcr waren sehr
unvollkommen, wie alle neuen Kunstproducte, auch liess man
das Ende offen; man verschloss sie alsdann um der Dauer-
haftigkeit und des Transportes willen: denn man wusste stets,
dass Weingeist in einem offenen Glase nicht seine Stärke
behält.

[253] Aber die in der vorigen Abhandlung aufgeworfene
und auf die vorliegende aufgeschobene Frage war folgende:
Soll in dem oberen Röhrenende eine Luft von der Dichtigkeit
der gewöhnlichen, oder soll eine sehr verdünnte Luft darin
belassen werden. Ist das Thermometer im Winter gefertigt,
und man belässt in demselben gewöhnliche Luft, so ist das
Risico für die wärmere Jahreszeit offenbar; die Flüssigkeit
wird immer stärker, je höher sie sich erhebt, die Luft zu-
sammendrücken, die ohnehin schon mehr Raum einzunehmen be-
strebt ist als in dem Augenblick des Verschliessens; die dünne
Thermometerkugel wird nicht widerstehen; sie wird selbst in
mässig warmer Luft zerbrechen können, sobald die Flüssigkeit durch die Sommerwärme sich ausgedehnt haben wird.

Dieser Umstand ist nicht zu befürchten, wenn die eingeschlossene Luft sehr verdünnt und der ihr dargebotene Raum
viel grösser ist, als er draussen sein würde. Es ist leicht, im
Thermometer eine beliebig kleine Luftmenge einzuschliessen,
besonders wenn man das obere Röhrenende ausgezogen hat
bis zu einigen Zollen Länge. Es bleibt aber zu erforschen

übrig, ob ein solches Thermometer mit geringem Lufteinschluss nicht andere Veränderungen erfahren hat; vielleicht ist es nicht einmal gewiss, ob es mit der Zeit der Gefahr des Zerbrechens ausgesetzt ist, wegen der gar zu dünnen Luft.

Ein einziger, aber oft wiederholter Versuch wird uns Alles, was bei starker Verdünnung zu befürchten ist, aufdecken und wird uns weisen, wie wir Thermometer mit dem zu fordernden Gange construiren müssen, die keine Gefahr laufen zu zerbrechen oder sich zu verändern, weder durch Wärme, noch durch Kälte.

Früher neigte ich dazu, einen [254] mittleren Zustand der eingeschlossenen Luft zu wählen, die etwa einmal oder zweimal so dünn wäre wie die gewöhnliche Luft. Zu dem Zwecke tauchte ich die Kugel in warmes Wasser, so dass der Weingeist ganz oben stand. Dann entfernte ich sie aus dem Wasser, verschloss aber die Röhre erst, nachdem die gewünschte Luftmenge wieder eingetreten war.

Nachdem ich in dieser Weise mehrere Thermometer verschlossen und genügende Zeit hatte verstreichen lassen bis zu einem der Aussentemperatur entsprechenden Stande, nahm ich Vergleiche mit anderen vor, deren obere Enden offen geblieben waren, und nahm Differenzen wahr, wie ich solche nicht erwartet hatte. Die verschlossenen Thermometer standen bisweilen 4 bis 5 Grade höher als die anderen, mindestens aber 2 Grade. Freilich kamen sie Tag für Tag einander näher, und zwar dem wahren Stande: solche die zuerst 4 bis 5 Grad abwichen, standen am folgenden Tage nur 3 bis 4 Grad zu hoch und am dritten Tage nur 2 bis 3 Grad. So änderte sich der Ueberschuss von Tag zu Tag, aber immer weniger und nicht so stark, wie an den ersten Tagen. In einem Thermometer stand die Flüssigkeit noch nach 3 bis 4 Wochen um einen Grad zu hoch.

Der Grund dieser Erhebung bot sich zum Theil demjenigen dar, der täglich die neuverschlossenen Thermometer beobachtete; wenn dieselben 24 Stunden aufgehängt gewesen waren und man sie berührte und namentlich neigte, sah man eine grosse Blase aus der Kugel in die Röhre aufsteigen; dieselbe war bald grösser, bald kleiner; zuweilen betrug das Volumen derselben nur einen Bruchtheil eines Grades, [255] dann wieder einen vollen Grad, oder sogar mehrere Grade; das Volumen ein und derselben Blase war nicht ganz beständig, sondern nahm zu beim Aufsteigen derselben.

Wenn endlich die Blase an die Oberfläche kam, sank
der Weingeist in der Röhre, dennoch blieb er höher stehen,
als in gut gebauten Thermometern. Vergeblich suchte ich
noch Blasen aufsteigen zu lassen, jetzt wenigstens gelang es
nicht. Dennoch konnte man nicht zweifeln, dass der noch
übrige Rest der Erhebung der eingeschlossenen Luft zuzuschreiben sei; aber diese Luft, die scheinbar eine Volumzunahme dem Weingeist ertheilte, bewirkte sie thatsächlich
eine solche? ich meine, war die Volumzunahme einer neuen
Luftmenge zuzuschreiben, die hinzukam und sich mit dem
Weingeist vereinigte? Wir wissen, wie stark Weingeist, Wasser
und mehrere andere Flüssigkeiten mit Luft beladen sind, und
dass diese Menge von gewissen Umständen abhängt. Wir
wissen z. B., dass beim Kochen des Wassers ein Theil der
eingeschlossenen Luft ausgetrieben wird. Dasselbe findet bei
siedendem Weingeist statt und das spricht wohl nicht dafür,
dass jene Volumzunahme unseres Thermometers auf neu
aufgenommene Luftmengen zurückzuführen sei, denn der
einzige Unterschied zwischen der Behandlung des Weingeistes
in unserem Thermometer gegen die der anderen war die stärkere Erwärmung vor dem Abschliessen; denn die letzteren
waren nicht zuvor so stark erwärmt worden. Also ist es
wohl viel wahrscheinlicher, dass man einen Theil der eingeschlossenen Luft fortgenommen, und nicht, dass man solche
zugefügt hätte.

Auch hatte dieser Weingeist gewiss an Luft einen Theil
eingebüsst, aber die Art, wie die verbliebene Luftmenge vertheilt war, ist die Ursache des beobachteten Effectes. [256]
Ein am Ende der vorigen Abhandlung mitgetheiltes Experiment
vermittelt uns die richtige Vorstellung, und andere Versuche
werden dieses bestätigen, soweit man mit Versuchen etwas
beweisen kann.

Der hier gemeinte Versuch besteht darin, dass man ein
Thermometer, nachdem es aus warmem Wasser entfernt ist,
nicht in verticaler, wie gewöhnlich, sondern in fast horizontaler Lage abkühlen lässt, d. h. so dass der obere Theil der
Kugel eben so hoch steht, wie das Rohrende, oder letzteres
noch überragt. Sobald das Weingeistvolumen bei der Abkühlung abnimmt, entsteht der leere Raum nicht in der Röhre,
sondern im oberen Raume der Kugel. Ich beobachtete das
Wachsthum dieses leeren Raumes und bemerkte, wie von allen
Seiten Bläschen der Oberfläche zueilten, besonders an den

Rändern der letzteren, wo sie deutlich barsten und sich mit
dem übrigen Raume vereinigten, von welchem der Weingeist
allmählich zurückgetreten war. Diese hier eingeschlossene Luft
wollen wir noch nicht untersuchen; wir wollen vielmehr nur
eines bemerken, die Thatsache, dass Weingeist, der nicht unter
dem Drucke der Atmosphäre steht und sich abkühlt, solche
Luftbläschen entwickelt; dass diese äusserst kleinen Bläschen,
wenn sie an der Oberfläche anlangen, vielleicht selbst aus
Tausenden noch kleinerer Bläschen entstanden sind. Entweicht eine Blase aus der Tiefe oder aus der Mitte der Flüssigkeit, so vereinigen sich alle, die sie unterwegs findet, mit ihr,
so dass bei ihrer Ankunft, trotz einer Kleinheit, dass man sie
gerade noch wahrnehmen kann, sie doch als von einer grossen
Anzahl anderer zusammengesetzt angesehen werden muss, einer
so grossen Zahl, wie man sie sich kaum vorstellen kann.
Wenn wir die Kleinheit der sozusagen elementaren Bläschen
besonders betonen, so soll darauf hingewiesen werden, dass
unter den Bläschen, die sich vom Weingeist abgetrennt haben
und nicht mehr einen Körper mit ihm bilden, [257] es noch
Tausende geben kann, die sich nicht zur Oberfläche erheben
können; ihre Tendenz sich zu erheben vermag nicht den
Widerstand zu überwinden, der sowohl von ihrer Adhäsion
an die Theilchen des Weingeistes als von der Reibung an
denselben abhängt und von der Schwierigkeit, die unterwegs
angetroffenen Flüssigkeitstheile zu trennen. Kurz, in Folge
ihrer Kleinheit verbleiben sie im Weingeist, sowie sehr grosse
Blasen in einer fetten Flüssigkeit aufgehalten werden.

Denken wir uns nun Tausende solcher Bläschen in unserem Weingeist zerstreut, so begreifen wir, dass das Volumen
desselben vergrössert ist. Diese im Weingeist bleibende Luft
nimmt weit mehr Raum ein, denn zuvor, als sie mit ihm
noch einen Körper bildete. Ohne Zweifel muss das Volumen
des Weingeistes jetzt grösser sein. Man kann höchstens un-
schlüssig darüber sein, ob die Flüssigkeit wirklich mit solchen
Bläschen erfüllt ist, die nicht mehr mit ihr verbunden sind.
Wir haben die Möglichkeit dargethan, jetzt wollen wir den
Beweis geben.

Die Physiker wissen, dass Weingeist, Wasser und überhaupt Flüssigkeiten incompressibel sind; sie verwundern sich
darüber, bewundern aber vielleicht nicht weniger die Compressibilität der Luft. Aber sie wissen auch, dass diese
Flüssigkeiten, obwohl sie nicht compressibel sind, doch eine

grosse Menge Luft eingeschlossen enthalten; und dass diese
eingeschlossene Luft ebenso wenig compressibel erscheint, wie
die mit ihr vereinte Flüssigkeit; bei der Vereinigung ist die
Zusammendrückbarkeit geschwunden. Wenn eine Flüssigkeit
unter Umständen compressibel ist, so muss sie eine compressible Substanz enthalten; kurz, wenn unter Umständen
unser Thermometer-Weingeist zusammendrückbar ist, so muss
er Luft enthalten, die die Eigenschaft der Compressibilität
beibehalten hat, mithin nicht einen Körper bildet mit dem
Weingeist. [258] Dass das in unserem Falle sich so verhält,
beweisen folgende Versuche:

Man beobachte den erhöhten Stand und vergleiche denselben mit dem eines gut graduirten Thermometers. Der
Unterschied betrage z. B. 3 Grad; nun öffne man das Thermometer, welches zu hoch steht, und augenblicklich wird die
Flüssigkeit hinabsteigen; und zwar mehr oder weniger, je
nachdem die Luft in der Röhre mehr oder weniger verdünnt
war, also je nachdem sie weiter vom Druck der äusseren Luft
entfernt war; die Flüssigkeit wird bald um 1, bald um 2 oder
2 1/2 Grad sinken, je nachdem die Druckvermehrung auf der
Flüssigkeit beschaffen ist. Aber nicht der Weingeist lässt
sich so comprimiren, denn er kann die grössten Belastungen
erfahren, ohne an Volumen zu verlieren; folglich ist es die
eingeschlossene Luft, die der neuen Kraft nachgegeben hat;
diese hat sich comprimiren lassen.

Auch ohne die Thermometer zu öffnen, kann man zeigen,
dass die Erhebung eine Folge der eingeschlossenen Luft ist,
die sich nicht mit der Flüssigkeit verbunden hat. Diese Prüfung wird um so empfindlicher sein, je weniger Luft in der
Röhre enthalten ist und je grösser die Erhebung ist. Sie
betrage z. B. 4 bis 5 Grad; man bezeichne genau den Stand
bei verticaler Aufstellung: jetzt neige man stark die Röhre;
in dem Maasse, als solches geschieht, wird das Flüssigkeitsvolumen zunehmen und 1 bis 2 Grad mehr anzeigen, als bei
verticaler Stellung des Thermometers. Je mehr man neigt,
um so mehr nimmt die Höhe der drückenden Flüssigkeitssäule ab, oder, was dasselbe ist, der auf die Luftblase wir-
kende Druck; [259] die Luft also kann sich ausdehnen; sie
thut es auch wirklich und scheinbar nimmt die Flüssigkeit an
Volumen zu.

Der einzige Zweifel, der hier auftauchen könnte, wäre
der, ob diese comprimirbare Luft wirklich in unzähligen

Bläscheu iu der Flüssigkeit vertheilt sei, oder ob dieselben nicht an der inneren Kugeloberfläche am Glase adhäriren. Mir schien die letztere Annahme zu genügen; aber ich dachte, dass, wenn ich eine grosse Luftblase von $1^1/_2$ Zoll Durchmesser an der ganzeu Fläche herumstreicheu lasse, die adhärirende Luft sich mit derselben vereinigen müsste, und wenn ich alsdann die ganze Blase hinauf in die Röhre schaffte, die Flüssigkeit am wahren Punkte sich einstelleu müsste. Zuweilen kam es vor, dass nach dem geschilderteu Verfahreu die Flüssigkeit etwas niedriger eiustand als zuvor, niemals aber sank sie soweit, wie nöthig gewesen wäre, um die Erklärung gänzlich zu bestätigen. Endlich, wenn die Bläschen ausserordentlich kleiu gedacht werden, sehe ich uicht eiu, warum sie nicht lange Zeit eiu und dieselbe Stelle eiuuehmcu sollten, wenn mau die Flüssigkeit nicht erregt. Thut mau übrigens letzteres, kehrt mau das Thermometer mehrmals täglich ganz herum, so kehrt die Flüssigkeit schneller auf den wahren Stand zurück, als wcnn man es ruhig stehen lässt; die Bcwegungen bewirken eine Begegnuug der Bläschen, und nach ihrer Vereinigung können sie sich leichter entwickeln.

Sobald Weingeist durch compressible Luft ausgedehnt ist, kanu es vorkommen, dass eiu umsichtig gefertigtes Thermometcr, bei dem Alles genau gemessen worden ist, später iu Unordnung geräth, wenn die Flüssigkeit vor dem Verschliessen erwärmt worden war; [260] mithin ist zu befürchten, dass ein sehr richtiges Thermometer, nach starker Sommerhitze, in Unordnung geräth.

Herr *Wolff* bespricht eine der uusrigen ganz entgegengesetzte Störung, die die Beobachter an gewöhnlichen Thermometern in der Kälte bemerkt habeu, und deren ich iu meiner ersteu Abhandlung Erwähnung that. Ein vor einem Fenster der Aussenluft ausgesetztes Thermometcr zeigte einen gewissen Kältegrad, während Wasser in der Umgebung gefror, und sank darauf mehrcre Grade, weil die Kälte zunahm; als letztcre wieder abnahm, schien das Thermometer nicht mehr so stark anzusteigen, wie zu erwarten war. Eis und Schnee iu der Umgebung schmolzeu, und die Flüssigkeit stand tiefer als damals, wie das Eis sich bildete. Ich hatte mir vorgenommen, im letzten Wintcr diese Erscheinung aufmerksamer zu verfolgen als früher, um die wahre Ursachc aufdeckeu zu können, aber an meiueu Thermometern habe ich Ähnliches nicht beobachtet; vielleicht werden in solchen Fällen nur

Thermometer mit Capillairöhren iu ihrem Gauge gestört.
Immerhin ist es nicht sicher, dass die Thermometer uns allemal dann täuschen, wenn sie an einigen Thautagen Kältegrade zeigen, die sie au Frosttagen besassen. Wir werden
in einer nachfolgenden Abhandlung zeigen, dass gewisse Umstände das Schmelzen des Eises bewirken könneu, obwohl die
Luft mehr Kälte besitzt, als zum Gefrieren nötbig ist. Herr
Wolff hat mit grosser Wahrscheinlichkeit die zu grosse Senkung der Flüssigkeit in dem vorgeführten Falle auf die Luft
zurückgeführt, die sich aus dem Weingeist in der strengen
Kälte entwickelt hatte; er glaubt, das Weingeistvolumen habe
durch Ausscheidung von Luft abgenommen um so viel, als
es jetzt zu niedrig zu stehen scheint. Ich hätte dasselbe geglaubt, wenn die bald mitzutheilenden Versuche mich nicht
darüber belehrt hätten, dass die angeführte Ursache nicht
einen solchen Effect hervorbringen könne. [261] Ich neige
daher mehr anzunehmen, dass das Phänomen auf Luft zurückzuführen sei, die uicht völlig mit dem Weingeist verbunden,
aber doch in demselben eingeschlossen war, also Luft, die
sich abzuscheiden begonnen hatte zu der Zeit, als der Weingeist die Gefriertemperatur annahm. Dieselbe Luft, die den
Weingeist zu hoch einstehen liess, veranlasste die Senkung
desselben, nachdem sie entwichen war. Uebrigens ist das von
Herrn *Wolff* herangezogene Princip, demgemäss bei grosser
Kälte viel Luft aus den Flüssigkeiten austritt, vollkommen
richtig. Der italienische Professor, der ihm solches bestritt,
(abgesehen von dem Falle des Erstarrens der Flüssigkeiten),
hat die Versuche übersehen, die die Thatsache vollkommen
sichern in allen Fällen starker Abkühlung.

Ein aufmerksamer Beobachter wird es nicht unterlassen,
mit unseren Thermometern exacte Beobachtungen anzustellen,
selbst wenn der Gang durch den geschilderten Process gestört worden wäre; sobald er Verdacht hegt, dass eine Unordnung vorliegt, wird er sein Instrument prüfen in der in
der vorigen Abhandlung beschriebenen Art, d. h. durch Beobachtung des küstlichen Gefrierpuuktes. Erreicht dabei die
Flüssigkeit nicht den bezeichneten Standpunkt, fehlen ein oder
zwei Grade, so wird er eine ebenso grosse Verbesserung anbringen, bis eine erneute Bestimmung die Wiederherstellung
des alten Gefrierpunktes ergiebt. Besser freilich ist es, Thermometer zu haben, bei denen solche Störungen nicht vorkommen. In der Zeit der Störung wird übrigens vielleicht

noch eine andere Correction anzubringen sein wegen des Luftvolumens, welches den Anstieg der Flüssigkeit bedingt; es ist zugleich Weingeist- und Luftthermometer.

Das gestörte Thermometer kann auf zweierlei Art wieder in Ordnung kommen; erstlich kann die ausgeschiedene Luft wieder in den Weingeist zurückkehren. Die interessanten Versuche des Herrn *Mariotte* haben gezeigt, dass Weingeist und Wasser die ausgeschiedene Luft wieder aufnehmen. [262] Aber alle mit der Luftpumpe angestellten Versuche zeigen, dass die Flüssigkeiten um so weniger Luft enthalten, je geringer der sie belastende Druck ist, und weisen uns den zweiten Weg der Wiederherstellung des Thermometers. Da die Luft im oberen Röhrenende verdünnt ist, kann nicht alle im Weingeist enthaltene Luft in demselben verbleiben, und noch weniger kann die entwichene wieder hinein gezwängt werden; daher wird der Gang am häufigsten dadurch wieder hergestellt werden, dass die ausgeschiedene Luft sich über die Oberfläche erheben wird. Bis jetzt wusste man nicht, wie viel in dieser Art sich ausscheiden kann und ob nicht das Röhrenende, das wir mit verdünnter Luft angefüllt haben, mit der Zeit eine der Aussenluft nahe Dichtigkeit haben wird, die selbst bei grosser Hitze das Thermometer zerbrechen könnte.

Für die Sicherheit der Thermometer und zu unserer Beruhigung über den Gang des Instrumentes wäre es wichtig, es vor solchen Veränderungen zu schützen, die durch die ausgeschiedene Luft verursacht werden könnten. Ein sehr naheliegendes Mittel wäre, dem Weingeist alle jene Luft zu entziehen, die Störungen veranlassen kann. Fraglich ist es dabei, ob man solches praktisch zu erreichen vermöchte und ob nicht neue Schwierigkeiten daraus erwüchsen. Darüber wollen wir jetzt berichten, denn das ist der Hauptgegenstand der vorliegenden Abhandlung.

Wir kennen drei Arten, die Flüssigkeiten von der eingeschlossenen Luft zu befreien; alle drei wurden schon berührt, nämlich: 1. Verminderung des äusseren Luftdruckes, 2. Erwärmung der Flüssigkeit, 3. Abkühlung derselben. Die im Eise sichtbaren Blasen haben die Wirksamkeit des dritten Mittels dargethan; auch ist die Thatsache von aufmerksamen Physikern in Zeiten strenger Kälte bestätigt worden; sie haben alsdann bemerkt, dass kleine Bläschen aus der Kugel in die Röhre hinaufstiegen und, an der Oberfläche angelangt, [263] barsten, so dass die Flüssigkeit herumspritzte, ähnlich wie

man solches an gewissen leichten Weinen beobachtet. Die
genannten drei Arten sind die einzigen, die wir kennen, um
die Luft aus den Flüssigkeiten zu vertreiben; und alle drei
Processe können zu verschiedenen Zeiten die Ausscheidung
aus dem Weingeist in den Thermometern bewirken; alle drei
können mithin den regelrechten Gang der Thermometer stören.

Könnten wir die Wirkung der genannten drei Ursachen
fortschaffen, so brauchten wir vermuthlich keine Störung mehr
zu befürchten. Nehmen wir dem Weingeist alle in ihm enthaltene Luft durch Verminderung des Druckes, durch Erwärmung oder durch Abkühlung, so brauchen wir keine
weitere Luftabscheidung zu befürchten.

Die Flüssigkeit in unseren Thermometern soll uns vor
Allem die Kälte- und Wärmegrade der Luft, die wir athmen,
anzeigen; solche Temperatur ist stets weit vom Siedepunkte
entfernt.   Hätte ich versucht, die Luft nur bei der Temperatur des siedenden Wassers zu vertreiben, so wäre jede
Hoffnung geschwunden, das Ziel zu erreichen. — Man mag
das Wasser kochen, so lange man will, stets bleibt noch Luft
in demselben enthalten; denn mit der Luftpumpe erhält man
immer noch Luft, wie lange auch das Sieden fortgesetzt worden
ist. Es schien mir aber nicht unmöglich, den Weingeist ganz
von Luft zu befreien durch die grösste Hitze bewohnter Klimate; wenn man zugleich Alles entweichen lässt unter einem
viel geringeren Druck als dem der Atmosphäre, wie man ihn
erhält bei der sehr verdünnten Luft, die im Thermometer belassen wird, damit nicht ein die Kugel gefährdender Druck
während hoher Hitzegrade entstehe. Obwohl man nicht weiss,
wie hoch die Flüssigkeit des Thermometers in den heissesten
Ländern steigen kann, so kennt man doch Grenzen, die sicher
nicht erreicht werden. [264] Also kommt es nur darauf an,
so viel Luft zu entziehen, wie eine viel höhere Hitze, als die
der heissesten Länder, entweichen lässt; nirgendwo kann die
Flüssigkeit unserer Thermometer 50 oder 60 Grad erreichen;
vielleicht selbst 40 ist nicht zu beobachten. Wasser, welches
diesen Gradwerth zeigt, schmilzt den Talg.

Ich habe ein Thermometer, das über 60 Grad steigen
konnte, von seiner Platte abgetrennt; darauf that ich es in
warmes Wasser, liess darin die Flüssigkeit fast bis zum oberen
Ende ansteigen. Dann entfernte ich das Thermometer, verschloss das obere Ende mit einer Mischung aus Wachs und
Terpentin; kaum ein halber oder ein viertel Grad blieb über

der Flüssigkeitsoberfläche nach und in diesem Raume war die
Luft stark durch die Wärme ausgedehnt: das weiche in den
Fingern geknetete Wachs drang ziemlich tief in den Raum
hinein, so dass die zurückgebliebene Luftmenge sehr gering
war. Dieses Thermometer legte ich nach dem Verschliessen
horizontal nieder, so dass das obere Röhrenende kaum höher
stand, als die obere Seite der Kugel. In diesem Theile entstand bald eine Blase; dieselbe wuchs, je kälter die Flüssigkeit wurde. Um eine gehörige Abkühlung zu erzielen, liess
ich das Thermometer 10 bis 12, ja oft auch 24 Stunden
liegen. Die Blase wurde grösser, sie wurde ein Kugelsegment, dessen Basis ein Kreis von 14 bis 15 Linien bildete.
Indess kommt es weder auf die genauere Bestimmung dieser
Grössen an, noch auf den Zustand der Luft, die darin enthalten war. Als ich vermuthete, es sei die ganze mögliche
Grösse erreicht, richtete ich das Thermometer auf und liess
die Blase aufsteigen in die Röhre, und ich nahm nun an,
diese Luft sei von dem Weingeist abgeschieden.

[265] Sofort darauf habe ich die Röhre geöffnet und das
Thermometer wieder in das warme Wasser gebracht, bis die
Flüssigkeit in der Röhre oben einstand. Wieder nahm ich
das Thermometer heraus, verschloss es mit Wachs; kurz, ich
wiederholte die ganze vorige Procedur mit demselben Zwecke.
Ich legte das Thermometer nieder, damit die im Weingeist
enthaltene Luft noch entweichen könne, um sie im oberen
Röhrentheile anzusammeln. Wie im ersten Experimente, so
geschah es auch hier, eine fast ebenso grosse Luftmenge in
fast derselben Zeit hatte sich angesammelt. Wiederum liess ich
sie entweichen; brachte ein drittes mal die Kugel in warmes
Wasser und wiederholte ein jedes Verfahren, wie zuvor.
Solche Versuche habe ich nicht mit einem Thermometer,
sondern mit mehreren anderen gleichzeitig angestellt; bei
einigen war schon die zweite Blase kleiner; bei anderen
blieben die Blasen bis zur vierten oder fünften gleich gross.
Wenn die Grösse merklich abnahm, durfte ich hoffen, den
Weingeist von aller Luft zu befreien, die nach dem angewandten Verfahren herausgepumpt werden konnte; meine Erwartung ist nicht getäuscht worden. Es sind Thermometer
vorgekommen, bei denen nach der fünften oder sechsten Anwendung unseres Verfahrens nicht die kleinste Blase mehr
sich gebildet hat. Selbst bei dem vierten Mal kam solches
vor. Bei anderen musste ich achtzehn bis zwanzig Mal den

Process wiederholen, bis alle Luft ausgeschieden war, die
bei dem angewandten Wärmegrade vertrieben werden konnte.
Verschiedene wohl zu erkennende Umstände können bei scheinbar gleichem Verfahren die Verschiedenheit verursachen. Was
uns aber wesentlich zu sein scheint, und bei allen Versuchen
im Auge behalten wurde, war die Thatsache, dass bei einem
Wärmegrade unterhalb des Siedepunktes des Wassers, [266]
nur eine gewisse Quantität Luft aus dem Weingeist vertrieben
werden kann, und dass, wenn solches geschehen ist, man keine
weitere Luftmenge mehr auszuscheiden vermag; und dass bei
einer niedrigeren Temperatur, zwischen der angewandten und
dem Gefrierpunkte des Wassers, wenn man die abgeschiedene
Luft ausgetrieben hat, durchaus keine weitere Luftmenge aus
demselben Weingeist abgeschieden werden kann. Daraus folgt,
dass, wenn man eine Temperatur anwendet, die in keinem der
heissesten noch bewohnten Erdgegenden übertroffen wird, man
auch keine Störungen von der Luftwärme zu befürchten haben
wird im Gange eines Thermometers, welches mit Weingeist
gefüllt ist, der bei der genannten höheren Temperatur von
Luft befreit wurde.

Wenn in den Versuchen bereits zwei oder drei mal bei
einem Thermometer, das so stark erwärmt worden war, dass
die Flüssigkeit bei der Erwärmung am oberen Röhrenende
stand und bei der Abkühlung keine Luft mehr sich entwickelte, so liess ich das obere Ende zuschmelzen, nachdem
ich ein wenig tiefer die Flüssigkeit hatte hinabsteigen lassen,
als vorhin bei dem Verschliessen mit Wachs. Dann brachte
ich es zurück auf seine Platte und liess es in Ruhe. Wenn
es die Temperatur der Umgebung angenommen hatte, stand
die Flüssigkeit keineswegs höher als bei gut geregelten Thermometern, wie solches bei den ohne Erschöpfung der Luft
beobachteten Thermometern der Fall war, die Flüssigkeit stand
jetzt niedriger; und das war zu erwarten. Vielleicht aber
erscheint die Thatsache unerwartet, dass trotz der ganzen
ausgetriebenen Luft, die Flüssigkeit doch ein viertel Grad
niedriger stand, als vor Ausscheidung der Luft.

Was mir besonders interessant erschien, war die Frage,
wie sich die Ausdehnbarkeit des von Luft befreiten Weingeistes zu der Ausdehnbarkeit desselben Weingeistes mit seiner
ganzen in ihm vorhandenen Luft verhalten werde, eine für
die Construction von Thermometern wesentliche Frage; eines
der Principien, die die Vergleichbarkeit des Ganges ermöglichen,

erfordert jene Kenntniss. [267] Ausserdem ist es an und für
sich von Interesse zu wissen, wie viel die durch Wärme so
sehr stark ausdehnbare Luft zur Ausdehnbarkeit des Weingeistes, dem sie eingeschlossen ist. beiträgt. Unsere Thermometer gestatten uns solches leicht zu erkennen. Man
braucht nur den Gang zweier Thermometer zu vergleichen,
deren eines mit Weingeist gefüllt ist, der seinen vollen natür-
lichen Gehalt an Luft besitzt, während das andere mit völlig
von Luft befreitem Weingeist bestellt ist; der Gang muss
durch eine lange Gradstrecke hindurch verglichen werden,
sowohl über als unter dem Gefrierpunkte. Solchen Vergleich
habe ich vielmals angestellt, das Resultat wird selbst denen
sonderbar erscheinen, die nicht so sicher wie Herr *Taglini*
behaupten, es könne die Luft nicht aus dem Weingeist entweichen ohne Verminderung der Contractions- und Expan-
sionsfähigkeit des letzteren. Die beiden Thermometer ver-
hielten sich in allen Temperaturen völlig gleich: sie gaben
mit solcher Präcision die gleichen Grade an, wie es zwei
sorgfältig und völlig gleich construirte Thermometer thun
würden, die mit ein und demselben mit Luft behafteten Weingeist gefüllt wären.

Wie ausdehnbar auch Luft sei, sobald sie mit dem Weingeist verbunden und mit ihm verkörpert ist, hat sie keine ihr
eigene Ausdehnbarkeit. Sollte eine solche vorhanden sein,
so ist sie so gering, dass sie nichts Merkliches der Ausdehnbarkeit des Weingeistes hinzufügt. Das mussten wir übrigens
voraussehen oder wenigstens vermuthen; denn, im Grunde
genommen, sind Compressibilität und Ausdehnbarkeit zwei
Eigenschaften, die von ein und demselben Principe bedingt
sind. Wenn die Compressibilität geschwunden ist, warum
sollte die Ausdehnbarkeit beharren? Die Versuche der ersten
Abhandlung haben uns zum Schluss geführt, dass der spirituöse Theil des Weingeistes ausserordentlich ausdehnsam sei,
daher mussten wir mindestens daran zweifeln, ob die eingeschlossene Luft etwas hierzu beiträgt. Aber die in derselben
Abhandlung beigebrachten Versuche über die geringe Ausdehnbarkeit des Wassers bei gewissen Graden von Wärme,
die den Weingeist im Thermometer bereits stark ansteigen
lassen, dürfen keinen Zweifel aufkommen lassen. [268] Wir
wissen, dass Wasser sehr viel Luft enthält, und dass Luft sehr
ausdehnsam ist, und die Versuche lehren, dass das Wasser
sich sehr wenig ausdehnt durch einen Wärmegrad, der die

Luft stark auszudehnen vermag. Daraus mussten wir schliessen, dass die im Wasser eingeschlossene Luft gar nicht oder sehr wenig ausdehnbar ist, wenigstens bei gewissen Wärmegraden. Indess ist es gar zu gewöhnlich, dass wir weder alle Consequenzen aus unserer Erfahrung ziehen, noch die Tragweite dieser Consequenzen verfolgen.

Sobald die Luft der Flüssigkeit beigesellt, mit ihr verbunden ist, entbehrt sie zweier charakteristischer Eigenschaften, die wir so sehr anstaunen, der Compressibilität durch Druck und der starken Ausdehnbarkeit durch Wärme; sie nimmt erst nach Abscheidung aus der Flüssigkeit beide Eigenschaften wieder an.

Es war doch so naheliegend zu glauben, dass die Luft zur Ausdehubarkeit der Flüssigkeit mit beiträgt, dass man sich kaum darüber wundern mag, dass hierüber keine besonderen Versuche angestellt worden sind. Im Gegentheil, man glaubte sogar, es lägen Versuche vor, die da bewiesen, dass die beigemengte Luft die Ausdehnbarkeit vermehre. Herr *Taglini*, in der von uns citirten Dissertation über Thermometer, sagt, es könne den Anschein haben, dass man ein vollkommeneres Thermometer bauen würde, wenn man es mit Weingeist füllte, der mittelst der Luftpumpe von Luft befreit wäre, denn der Weingeist sei dichter geworden und deshalb leichter von der Wärme zu beeinflussen. Aber sofort fügt er hinzu, der Versuch beweise das Gegentheil, dass der von Luft befreite Weingeist sich im Thermometer weit langsamer erhebt und senkt durch Wärme und Kälte, und nicht mehr in richtigen Graden (en degrès convenables) die Wärme und Kälte der Aussenluft anzeige. Endlich, in der vierzehnten Proposition, sagt er, dass die dem Weingeist innig beigemengte Luft sehr viel zur Expansion und Contraction durch Wärme und Kälte beitrage.

[269] Ohne einen Versuch anzustellen, würde ich gern zugeben, dass der mittelst der Luftpumpe von Luft gereinigte Weingeist nicht mehr seine frühere Ausdehnbarkeit besässe; aber nach den von uns beigebrachten Versuchen kann man den Grund nicht mehr in der Entziehung der Luft sehen, sondern darin, dass der spirituöse Theil vermindert worden ist. Die aus dem Weingeist stürmisch in den Ballon entweichende Luft nimmt viele der flüchtigsten Theile des Weingeistes mit fort, und diese kehren nicht mehr in den Weingeist zurück; sie entweichen aus dem Ballon, wenn man durch den

Stempel die Luft stossweisse ausströmen lässt. Der Weingeist
also wird schwächer, er wird eine Art Branntwein, der sich
weit weniger ausdehnt, als rectificirter Weingeist.

Es findet nicht dasselbe statt, wenn wir mittelst des
Thermometers allmählich die Luft entfernen. Die Luftblasen
entfernen sich einc nach der andern ohne Aufbrodeln; wenn
auch etwas vom spirituösen Theil entweicht, so kann derselbe zurückkehren und mit dem übrigen wieder sich verbinden. Um endlich die Luft auszutreiben, richtet man das
Thermometer wieder auf; die Luft muss also durch den Weingeist hindurchstreichen, wobei die spirituösen Theile zurückbleiben, wenn welche in der Luft enthalten sind, denn sie
haften eher am Weingeist als an der Luft. Da schliesslich
der von Luft zum grössten Theile befreite Weingeist, sich
ebenso stark und sicher ausdehnt und condensirt als der
möglichst mit Luft erfüllte, so ist es sicher, dass beim Aus-
treiben der Luft wir keine spirituösen Theile abscheiden;
denn wenn letzteres geschähe, so müssten wir schliessen, dass
die im Weingeist eingeschlossene Luft die Ausdehnbarkeit
desselben vermindere.

Aus Vorstehendem folgt, in Bezug auf die Construction
unserer Thermometer, [270] dass wir bei genügender Aus-
treibung der im Weingeist eingeschlossenen Luft, und je dünner
die im oberen Röhreuende vor dem Zuschmelzen nachgelassene
Luftmenge ist, um so weniger Störungen in der Folge zu erwarten haben werden. Man kann hoffen, dass solch ein Thermometer viele Jahre lang und vielleicht durch Jahrhunderte
seinen regelrechten Gang sich erhalten werde. Die in der
Röhre verbliebene Luft wird, obwohl sie sehr verdünnt war,
es doch etwas weniger sein, als die während der Befreiung
von Luft im Laufe der beschriebenen Processe angesammelte;
daher braucht man nicht zu befürchten, dass im Laufe
der Zeit sich aus demselben Weingeist von neuem Luft entwickeln werde.

Ich habe anderswo hervorgehoben, dass wir nichts darüber wissen, ob im Laufe der Zeit Weingeist, trotzdem er
hermetisch in Glasgefässe eingeschmolzen ist, sich verändere:
in unseren Thermometern kann der spirituöse Theil in Dampf-
form aufsteigen in jenen Theil der Röhre, der Luft enthält;
offenbar aber wird, je dünner diese Luft, oder, was dasselbe
ist, je leichter diese Luft ist, um so leichter der spirituöse
Theil aufsteigen und in der oberen Röhrengegend bleiben,

über dem Weingeist. Aber auf die Dauer könnte der letztere,
wie alle Flüssigkeiten, die man ruhig in Gefässen stehen lässt,
sich ein wenig zersetzen, so dass der ölichte Theil sich vom
wässerigen abscheidet. Diese beiden von einander getrennten
Theile haben vielleicht eine andere Ausdehnbarkeit, als wenn
sie mit einander verbunden sind. Unsere Versuche über die
Ausdehnbarkeit der Gemenge aus Wasser und Weingeist sind
indess wohl geeignet, uns gegen den Verdacht einer Art von
Zersetzung zu schützen. Die Dicke unserer Thermometer-
röhren gestattet uns eine Zersetzung leichter zu verhindern,
als solches bei Capillarröhren möglich wäre, und erlaubt uns
zugleich zu veranlassen, dass der Weingeist den entwichenen
spirituösen Theil wieder aufnehme. [271] Man braucht nur
das Thermometer umzukehren und es wieder aufrecht zu halten
und solches mehrmals zu wiederholen, so dass die Flüssigkeit
die ganze Röhre bespült; dann wird die Flüssigkeit die spirituösen Theile wieder aufnehmen und bei Durchschüttelung
der ganzen Flüssigkeitsmasse wird eine Vereinigung der Theilchen bewirkt, wenn während langer Ruhezeit eine Trennung
eingetreten sein sollte. Indess scheint mir die Befürchtung
doch übertrieben zu sein.

Thermometer, deren Weingeist von Luft befreit ist und
die sehr verdünnte Luft im oberen Röhrenende enthalten,
scheinen mir vor anderen noch einen Vortheil zu haben, den
ich indessen noch nicht als völlig gesichert bezeichnen darf.
Mir schien es, dass sie, im Vergleich zu den anderen, empfindlicher seien, dass sie schneller den richtigen Stand erreichen.
Die im oberen Röhrentheil befindliche Luft ist compressibel,
der Weingeist ist es nicht, doch kann jene Luft sicherlich
den Weingeist nicht an seiner Ausdehnung hindern, wenn
die Wärme auf beide ausdehnend wirkt. Aber je grösser
der Widerstand der Luft, und er ist um so grösser, je dichter
die erwärmte Luft ist, um so langsamer wird der Weingeist
sich erheben. Nicht etwa deshalb, weil er der Erwärmung
und Abkühlung nicht sogleich folgt; sondern weil die Wärme
mehr Zeit braucht, den Weingeist zu durchdringen, wenn er
stärker gedrückt ist. Die Feuertheile, die eindringen müssen,
haben grösseren Widerstand zu überwinden, und das geschieht
langsamer. In einem Wort, ebenso wie mehr Zeit erforderlich
ist, feste Körper zu erwärmen, so dauert es auch länger, wenn
comprimirte Körper erwärmt werden sollen. Es ist eine grössere
Action des Feuers nöthig, wenn auf mehr Theilchen gewirkt

werden soll, und ausserdem auch mehr um auf dieselbe Anzahl Theilchen zu wirken, die mehr Widerstand darbieten. [11])
Mit grösserem Rechte könnte befürchtet werden, dass der
von Luft befreite Weingeist die im oberen Röhrenende befindliche Luft in sich aufnähme. [272] Aber das kann nicht
viel sein im Vergleich mit der entwichenen Menge, besonders
wenn man wenig eingeschlossen hatte. Wenn später diese
geringe Quantität wieder austräte, so wird sie den Gang des
Thermometers nicht merklich stören. Dem wird man bei-
pflichten, wenn man die Menge der vor dem Zuschmelzen des
Thermometers abgeschiedenen Luft zu beurtheilen vermag.
Es erübrigt uns mithin zu bestimmen, welches Volumen
Luft von der Dichtigkeit der umgebenden aus dem Weingeist
vertrieben wird und um wie viel das Weingeistvolumen durch
die eingeschlossene Luftmenge vergrössert wird. Es wäre der
Physik dienlich, wenn wir weniger vage Vorstellung hätten
von der Luftmenge, die Weingeist, Wasser und andere Flüssigkeiten enthalten. Man kennt die Thatsache, man weiss, dass
die Menge nicht gering ist, vielleicht überschätzt man dieselbe;
aber noch niemals ist sie mit geeigneten Apparaten gemessen
worden; vielleicht sind unsere Thermometer dazu besonders
geeignet. Auch kann man mit denselben die in beliebigen
Flüssigkeiten enthaltenen Mengen und selbst die in einigen
festen Körpern ebenso gut bestimmen, wie die Kälte und
Wärme. Wir wollen hier bloss andeuten, was wir gethan
haben, um die der Regelmässigkeit der Thermometer schäd-
liche Luftmenge zu messen. Man wird aber finden, dass es
gut wäre, die Versuche in anderem Interesse zu erweitern.
Herr *Mariotte* hat ein einfaches, sinnreiches Verfahren, wie
er denn stets sich solcher bedient, angegeben, um die in
einem Wassertropfen enthaltene Luft zu schätzen. Er nahm
einen kleinen Fingerhut aus Glas, füllte ihn mit Oel bis zu
einer gewissen Höhe und stellte ihn über einen Wassertropfen.
Mittelst einer Flamme erwärmte er den Tropfen; die Wärme
trieb die Luft aus, dieselbe stieg in dem Fingerhut empor,
sammelte sich dort an, und setzte den Beobachter in den
Stand, die im Tropfen eingeschlossen gewesene Luftmenge zu
beurtheilen. [273] Ich habe Grund zu der Annahme, dass
verschiedene Umstände in diesem Versuche dazu beigetragen
haben, die genannte Quantität zu überschätzen; jedenfalls ist
die Methode eine recht grobe, während unsere Thermometer
uns sehr präcise Messungen gestatten. Um die Verwendung

derselben kennen zu lernen, brauchen wir nur einiges zu be-
achten, was vorhin absichtlich nicht hervorgehoben wurde.

Nehmen wir eins von unseren Thermometern, das mehrere
Stunden geruht hat, nachdem es aus dem warmen Wasser
herausgenommen und mit Wachs verschlossen war, mit Beachtung aller Vorsichtsmaassregeln; in der Kugel sammcle
sich eine grosse Luftblase an: die Grösse derselben wird uns
schwerlich eine Vorstellung geben von der in ihr befindlichen
Luftmenge; denn mehr oder weniger Luft steckt in demselben
Raume, je nachdem sie dichter oder dünner ist; diese Luft
aber ist dichter oder dünner, je nach der Stellung der Röhre,
die nie völlig horizontal liegt, und je nachdem die Flüssigkeitssäule in der Röhre länger oder kürzer ist, endlich auch
je nach der Luftmenge, die im oberen Röhrenende belassen
war, denn deren Druck wirkt gegen den in der Blase auf-
tretenden. Um genau die Luft in der Kugel zu messen, muss
man deren Volumen auf Atmosphärendruck reduciren. Das
Verfahren ist ganz einfach und so genau, wie Versuche dieser
Art es erwünschen lassen; eine grobe Schätzung würde genügen; hier erlangt man mehr. Ich beobachte den Stand der
Flüssigkeit in der Röhre; sie stehe z. B. bei 50 ein. Dann
öffne (discelle) ich das obere Ende und setze dadurch die
Flüssigkeit und mithin auch die Blase dem Luftdruck aus.
Damit die Aussenluft nicht gar zu stürmisch einträte, öffne
ich langsam; am besten durchsticht man das Wachs mit einer
ziemlich feinen Stahlnadel; auch eine Stricknadel genügt. [274]
Sobald das Wachs durchstochen ist, dringt Luft ein, und
zwingt die Flüssigkeit sich zu senken; das Luftblasenvolumen
nimmt beträchtlich ab. Die Flüssigkeit senkt sich in den
ersten Momenten sogar mehr, als sie sollte; der erste Luft-
stoss hat die Luft zu stark zusammengedrückt, sie übt einen
Ueberdruck aus und die Flüssigkeit steigt sogleich wieder,
und zwar zu hoch. Diese Vibrationen hören bald auf, und
die Flüssigkeit steht richtig ein. Um starke Schwingungen
zu vermeiden und die Kugel vor dem Zerbrechen zu wahren,
öffne ich langsam den Verschluss. Wenn Alles sich beruhigt
hat, notire ich den Stand der Flüssigkeit, z. B. 30, ich habe
also eine Senkung um 20 Grade. Jetzt richte ich das Thermometer auf, die Luftblase steigt empor und berstet über der
Oberfläche. Die Flüssigkeit steht wiederum tiefer; dann bringe
ich das Thermometer wieder in horizontale Lage und notire
den Stand; er sei 10, mithin fasste die Blase 20 Volumtheile,

da der Stand 30 betrug, als die Blase in der Kugel war; und das waren 20 Volumtheile bei Atmosphärendruck vermehrt um eine kleine Säule Weingeist, die je nach der Stellung der Thermometerröhre mehr oder weniger beträgt. Man kann dieses berücksichtigen; wir wollen es indess vernachlässigen; wir nehmen an, das beobachtete Volumen enthalte Luft vom Druck der Atmosphäre. Nehmen wir die Summe aller Grade oder Volumtheile, die ein und dasselbe Thermometer bei den folgweisen Processen ergeben hat, und wir haben die gesammte dem Weingeist entzogene Luftmenge. Da nun die Quantität Weingeist, nach denselben Maasseinheiten wie die gemessene Luft, uns bekannt ist, so hat man sofort das Verhältniss beider. Hier folgen einige Versuche; es sind Beispiele mit sehr verschiedenen Resultaten.

[275] In den mitzutheilenden Experimenten geben wir das Volumen der Luft bei Atmosphärendruck an ohne Rücksicht auf die Correction wegen der Weingeistsäule in der sehr stark geneigten Röhre; ferner theilen wir das Volumen des Weingeistes mit, ehe er dem Druck ausgesetzt war, indem wir nämlich von dem Stande der Flüssigkeit bei verschlossener Röhre den Stand abziehen, den wir, nachdem die Luftblase emporgestiegen ist, beobachten. Der Grad der Verdünnung der Luftblase kennzeichnet die Menge Luft, die beim Zuschmelzen im Rohr belassen worden war.

I. Versuch: Der Weingeist gab $10^1/_2{}^{\circ}$ condensirter Luft, die vorher $34^1/_2{}^{\circ}$ einnahm.

II. Vers.: condensirtes Volumen $10^1/_2{}^{\circ}$, vorher $34^1/_2{}^{\circ}$.

III.   »   »   » 5°,   » 34°.

IV.   »   »   » 5°,   » $35^1/_2{}^{\circ}$.

Beim V. Versuch liess man die Luft austreten, ehe die Flüssigkeit sich völlig abgekühlt hatte, oder was dasselbe ist, ehe die Luft, die sich hätte entwickeln können, ausgetreten war, man erhielt nur $1^1/_2{}^{\circ}$ condensirter Luft, die vorher $21^1/_2{}^{\circ}$ einnahm.

VI. Vers.: condensirtes Volumen 5°,   vorher $27^1/_2{}^{\circ}$.

VII.   »   »   » $2^1/_2{}^{\circ}$,   » $27^1/_2{}^{\circ}$.

VIII. »   »   » 2°,   » 26°.

[276] IX. »   »   » $1^1/_4{}^{\circ}$,   » $20^3/_4{}^{\circ}$.

X.   »   »   » $1^1/_8{}^{\circ}$,   » $18^5/_8{}^{\circ}$.

XI.   »   »   » 1°,   » 25°.

XII. »   »   »   weniger als $1/_2{}^{\circ}$,   » 10°.

XIII. Vers.. condensirtes Volumen $1/2°$, vorher $22°$.
XIV.   »   »   » $1/8°$,   » $6^1/8°$.
XV   »   »   » $1/3°$,   » $15°$.
XVI.   »   »   » $1/4°$,   » $15°$.
XVII.   »   »   » fast $1/4°$, » $10^1/2°$.

Nach diesen 17 Processen war der Weingeist vollständig
von Luft erschöpft, soweit solche durch diejenige Wärme ausgetrieben werden kann, die die Flüssigkeit bis oben ansteigen
lässt.   Das Thermometer wurde noch 3 mal in warmes Wasser
gestellt und blieb in horizontaler Lage einen vollen Tag liegen,
ohne dass auch nur die kleinste Luftblase wieder erschien.
Nachdem es oben zugeschmolzen war, fehlte etwa ein viertel
Grad Flüssigkeit im Vergleich zu dem Stande vor den Versuchen.   Summirt man die Menge der vorstehenden 17 Messungen, so findet man für die gesammte ausgetriebene Luft
$47^1/3°$ bei Atmosphärendruck.

Ich habe dieselben Versuche mit einem anderen Thermometer angestellt, welches mit schwachem Weingeist gefüllt
war, auch war die Röhre kürzer und es besass weniger Grade
über dem Gefrierpunkte.

[277] Beim ersten Versuche ergaben sich $4^1/2°$ condensirter Luft, die vorher $10^1/2°$ einnahmen.

II. Vers.: Condensirte Luft $16^3/4°$, vorher $41^1/2°$.
III.   »   »   » $10^1/2°$,   » $48°$.

Das war Alles, was von diesem Thermometer entnommen
werden konnte bei der Temperatur, die die Flüssigkeit bis
oben ansteigen liess.   Die Gesammtsumme beträgt nur $31^3/4°$;
vergeblich wurde das Thermometer nochmals dem Process
unterworfen.

Der Weingeist beider Thermometer war derselbe, mit
dem wir bisher unsere Thermometer angefüllt haben, d. h.
ein solcher, dessen Ausdehnung vom Gefrierpunkt bis zur
höchsten Wärme, die das siedende Wasser ihm mittheilen
kann, ohne dass er selbst kocht, zwischen den Zahlen 1000
und 1080 enthalten ist.   Dieser Weingeist war aus anderem
hergestellt, der von 1000 auf 1090 sich ausdehnte.   Ich wollte
wissen, was dieser Weingeist an Luft ausgeben werde; ich
habe mit demselben die Kugel sammt der Röhre, die nach
der beschriebenen Methode graduirt waren, angefüllt.   Beim
Gefrierpunkte stand dieses Thermometer bei 0 Grad ebenso
wie jene mit schwachem Weingeist.   Aber bei anderen

Wärmegraden zeigte es und musste es andere Stände zeigen.
Ich verfuhr ebenso wie früher, um dem Weingeist die Luft
zu entziehen. Ich erhielt im

    I. Versuche $16\frac{1}{2}^{\circ}$ condensirter Luft, vorher 28°.
    II.   » $23\frac{1}{2}^{\circ}$ »   »   » $50\frac{1}{4}^{\circ}$.
    III.   » $14\frac{1}{2}^{\circ}$ »   »   » $48\frac{1}{2}^{\circ}$.

[278] Im Ganzen also in 3 Versuchen $54\frac{1}{2}^{\circ}$ condensirter
Luft. Mehr konnte nicht erhalten werden, es wurde vergeblich weiter manipulirt.[12])

Vergleicht man übrigens die bei den verschiedenen Versuchen mit ein und demselben Thermometer erhaltenen Resultate, oder die bei verschiedenen Thermometern beobachteten
Mengen, so findet man Differenzen, die leicht zu erklären sind.
Ein zweiter Versuch mit demselben Thermometer schafft mehr
Luft als beim ersten Versuch, wenn man das zweite Mal·
weniger Luft am oberen Röhrenende belassen hat. Die in
der Röhre eingeschlossene Luft dehnt sich aus; und je mehr
sie das thut, um so geringer wird ihr Druck; je weniger also
man Luft einschliesst, um so weniger Druck lastet auf dem
Weingeist und um so weniger ist die mit dem Weingeist verbundene Luft gehindert, sich abzuscheiden.

Noch ein anderer Umstand muss bemerkt werden: gestattet man dem Weingeist in einem Versuche, sich mehr ab-
zukühlen, als in dem anderen, so entweicht mehr Luft. Wenn
also ein Versuch bei niedrigerer Temperatur ausgeführt wird
als ein anderer, so wird der bei kälterem Wetter unternommene
mehr Luft entweichen lassen, wenn auch die Zeit zwischen dem
Verschluss der Thermometer und deren Wiedereröffnung dieselbe war. Kälte beschleunigt merklich den Process, denn nur
während der Abkühlung sieht man die Luft sich entwickeln;
die oben eingeschlossene Luft verliert auch an Kraft, weil sie
sich immer mehr und mehr ausdehnt. Noch aus einem anderen Grunde nimmt der Druck ab, weil diese obere Luft
selbst sich abkühlt, und zwar schneller als die Flüssigkeit:
und man weiss, wie sehr Wärme die Spannkraft der Luft
vermehrt. [279] Es verdient ferner bemerkt zu werden, dass,
wenn man das Thermometer beobachtet, nachdem es aus
dem warmen Wasser herausgenommen und niedergelegt ist,
man zuweilen die Flüssigkeit allmählich dem Gefrierpunkt sich
nähern sieht, ohne dass eine Luftblase sich bildet, wenigstens
keine grosse; aber ist die Flüssigkeit bis zu einer gewissen

Stelle gesunken, z. B. bis 16°, oder tiefer, wie mir solches
vorgekommen ist, so fängt sie wieder an zu steigen, obwohl
die Aussentemperatur nicht gewachsen ist, und ganz allmählich
erhebt sie sich bis 30 oder 40 Grad; alsdann hat sich Luft
aus dem Weingeist entwickelt, und in dem Maasse als sie
entweicht, dehnt sie sich aus und zwingt die Flüssigkeit, ihr
Raum zu geben, indem letztere in der Röhre emporsteigt und
die dort vorhandene Luft verdichtet, die selbst, abgekühlt, geneigt ist sich zu verdichten.

Von einem Thermometer zum andern kommen Verschiedenheiten vor, die auf die angeführten Ursachen zurückzuführen
sind. Aber noch ein Umstand ist hier zu erwähnen, der
nicht nur die einzelnen Versuchsresultate, sondern die Gesammtsumme beeinflusst; das ist nämlich die ungleiche Anzahl von
Graden über dem Gefrierpunkte. Denn wenn weniger Grade
vorhanden sind, so ist die augewandte Wärme geringer, als
da wo die Anzahl grösser ist. Daher kommt es, dass, wenn
zwei Flüssigkeiten sich contrahiren, der leere Raum bei demjenigen kleiner ist, der weniger Grade hat. Hat man also
in beiden Röhren gleichviel Luft nachgelassen, so hat die
Luft in letzterem Falle mehr Druckkraft, weil weniger Raum
sich auszudehnen.

Versuche, mit ein und demselben Thermometer wiederholt,
wenn dasselbe mit der gleichen oder einer ähnlichen Flüssigkeit gefüllt wird, können doch noch verschieden ausfallen;
derselbe Weingeist, dasselbe Wasser, können verschiedene
Mengen Luft enthalten, und wirklich wechselt der Betrag und
ist zu gewissen Zeiten geringer. Uebrigens kann auch Luft
an der Röhrenwand adhäriren, Luft, die nicht aus dem Weingeist stammt; [280] und zwar bald mehr, bald weniger; dadurch werden wiederum Unterschiede in den Resultaten bedingt.
In der ersten Versuchsreihe, wo erst nach 17 Operationen die
Luft erschöpft war, befand sich Sand in der Thermometerkugel; die an demselben adhärirende Luft mag wohl einen
Theil der abgeschiedenen Menge geliefert haben, und daher
stammt der beträchtliche Unterschied zwischen dem ersten
und zweiten Versuche, denn bei dem einen erhielten wir
$47\frac{1}{3}$ Grad condensirter Luft, bei dem zweiten nur $31\frac{3}{4}$ Grad.
Aber hauptsächlich ist die verschiedene Anzahl der Grade über
dem Gefrierpunkte in diesem Falle die Ursache. Wenn Sand,
Blei oder dergleichen in der Kugel sich befindet, müssen die
Processe vielmals wiederholt werden; ein Theil der Bläschen

wird zwischen den Körnern dieser Materie festgehalten, ohne emporsteigen zu können.

Die mitgetheilten Versuche genügen in Bezug auf den ersten Gegenstand unserer Untersuchung, um zu zeigen, dass, wenn wir den Weingeist, soweit die Methode es gestattet, von Luft befreit haben, die Regularität des Thermometerganges gesichert erscheint und dass keine Störungen durch Luft, die der Weingeist später aufnehmen könnte, zu befürchtcn sind. — Mau hat dem Weiugeist 30 bis 40 Volumtheile Luft entzogen, und schmilzt man die Röhre zu, so belässt man nur 2 bis 3 Gradtheile Luft und, wenns beliebt, noch weniger. Der Weingeist wird diese Menge nicht aufnehmen können, thut er es aber, so wird er damit nur sehr wenig belastct sein.

Diese Versuche verdienten erweitert zu werden zur Ermittclung der in verschiedenen Flüssigkeiten und besonders im Wasser eingeschlossenen Luftmenge, und der bei böherer Temperatur, als wir sie anwandten, auszutreibenden Menge. Der Versuch, den Herr *Mariotte* mit seinem [281] Glasfingerhut voll Oel angestellt hat, führte ibn zu dem Resultat, ein Tropfen Wasser enthalte ein Volumen Luft von atmosphärischcr Dichtigkeit, welches 8 bis 10 mal grösser war als das eigene.

Es hat wobl sehr den Anschein, dass seine Kugel durch Luft vergrössert wurde, die nicht dcm Wasser beigesellt war; indess wollen wir uns nicht damit aufhalten, was man von der im Wasser enthaltenen Luftmenge glauben solle, denn sonst müssten wir in ein Detail von Experimenten und Discussionen eintreten, das uns zu weit ableuken würde; eiu auderes Mal wollen wir darüber berichten.

Wclches nun auch der Betrag der in Wasser und anderen Flüssigkeiten eingeschlossenen Luftmenge sein mag, die Methode, denselben zu crfahren, verdient durchaus von den Physikern beachtet zu werden. Wir sahen, dass die 54 Volumtheilchen Luft von der Dichtigkeit der Atmosphäre den Weingeist, mit dem sie verbunden ist, nur um etwa $1/4$ Grad an Volumen wachsen lässt, so dass sie einen 216 mal kleineren Raum einnimmt, als in der Atmosphäre.[13] Herr *Mariotte* glaubte auf Grund seines Versuches, die Luft sei 8 bis 10 mal verdichtet im Wasser im Vergleich zur Dichtigkeit im freien Zustande, oder sie nehme 8 bis 10 mal weniger Raum ein; mithin bat er sich die Compression nicht einmal angenähert so stark zusammengedrängt vorgestellt, wie solches thatsächlich stattfindet. Die Luft endlich, im Wasser eingeschlossen, hat ihre Zusammendrückbarkeit verloren, und überdies noch ihre Ausdehnbarkeit.

Vielleicht hat man dennoch zu sehr die Art, wie die Luft in Wasser und anderen Flüssigkeiten eingeschlossen ist, bewundert; man hat dieses Phänomen in einem Sinne betrachtet, der etwas Wunderbares ihm beilegt; dieses aber schwindet bei einer anderen Auffassung. Grobsinnlich kann man Luft ansehen wie Baumwolle oder Wolle, oder wie Schwamm, und noch weit schwammiger, als alle anderen Körper oder Conglomerate, mit denen man sie vergleichen könnte. Diese Vorstellung ist sehr geeignet zu erklären, woher die beträchtliche Zusammendrückbarkeit stammt, [282] woher auch die ausserordentliche Ausdehnbarkeit, so dass sie zu einem grossen Volumen ausgebreitet werden kann.

Herr *Mariotte* hat auch diese Vorstellung sich angeeignet; um aber zu erklären, wie die Luft, trotz ihrer Spannkraft, so stark im Wasser zusammengedrückt sein könne, hat er zu einer andern Voraussetzung gegriffen. Er nahm an, Wasser löse ebenso Luft auf, wie gewisse Salze; er hat schöne Versuche ersonnen, zur Stütze dieser Anschauung. Er hat Wasser sieden lassen und es dadurch seiner Luft beraubt. In diesem Zustande verschloss er das Wasser in einer Flasche mitsammt einer Menge Luft; mit letzterer geschah dasselbe, was mit einem Stücke Zucker oder Salz sich ereignet hätte; die Luftblase nahm allmählich ab und verschwand schliesslich gänzlich; daraus schloss Herr *Mariotte*, sie habe sich im Wasser aufgelöst, und wie Wasser nur eine gewisse Menge Salz auflösen kann, so löst es auch Luft in einer bestimmten Quantität auf; denn vergeblich bietet man ihm eine neue Luftmenge dar, wenn die erste hinreichend gross war, oder wenn das Wasser mit der Zeit mehrmals kleine Mengen Luft aufgenommen hatte.

Dieser Gedanke, der mir Anfangs sehr zusagte, schien mir später manche Schwierigkeiten zu enthalten. Ich vermag nicht Herrn *Mariotte* zuzugeben, dass es nicht mehr, wie er meint, Luft (de l'air) sei, was im Wasser enthalten sei, sondern bloss Luftstoff (de la matière aérienne). Er meinte, die Luft sei zersetzt (décomposé), um ihrer Eigenschaft beraubt sein zu können. Wasser, welches Salz aufgelöst enthält, Säuren, Königswasser, welches Metalle aufgelöst enthält, bergen eben Salze, Gold, Silber, Kupfer u. s. w. in sich, aber nicht bloss Salz-, Gold-, Silberstoff. Salz ist nicht zersetzt im Wasser, sondern bloss zertheilt. Was an Herrn *Mariotte*'s Vorstellung mir am misslichsten erschien, war die Frage, wie denn die aufgelöste, d. h. zersetzte Luft so schnell wieder in ihrer früheren Form auftreten köune. [283] Ein starker Zug der Luftpumpe, eine geringe Erwärmung, lässt sofort Luft hervortreten; diese Luftmaterie, diese aufgelöste und zersetzte Luft ist also im Stande, in einem Augenblicke dem Wasser zu entweichen in seinem gewöhnlichen Zustande. Ich weiss, dass die aus dem Wasser entweichende Luft verglichen werden kann mit Metall und Salz, die gefällt werden, und dass die Niederschläge sich plötzlich (promptement) bilden: wenn aber Metall oder Salz zersetzt gewesen wären, so würden sie nicht so plötzlich in ihrer ersten Form wiedererscheinen; die der gefällten Metalle weicht übrigens ab von der Form, die sie vor der Auflösung hatten. Auch scheint mir Herr *Mariotte* seine Annahmen mehr als nöthig war, erweitert zu haben; statt anzunehmen, das Wasser könne Luft auflösen, — eiue Lösung übrigens, die ziemlich schwer zn begreifen wäre — genügt die Voraussetzung, das Wasser könne die Luft durchdringen, dieselbe netzen, und man hätte Alles zur Hand, was zur Erklärung erforderlich erscheint.

Bleiben wir dabei, die Luft mit schwammartigen Körpern zu vergleichen, in welche Wasser eindringen kann, so dass sie durchtränkt werden, und wir werden uns nicht mehr wundern, dass die ins Wasser eingedrungene Luft aufhört compressibel zu sein, und dass sie wenig Platz einnimmt. Umwickele ich einen Schwamm mit Membranen, so dass das Wasser nicht eindringen kann, und tauche den Schwamm ins Wasser, und halte ihn mittelst eines irgendwie am Boden befestigten Fadens, so wird der Schwamm ebenso compressibel sein, wie in der Luft. Wenn mit einem Kolben oder anderswie ich das Wasser presse, so wird dasselbe sinken, weil der Schwamm gezwungen wird, weit weniger Raum einzunehmen, seine Theile ziehen sich zusammen und findeu Platz in den leeren Stellen, die sie sonst zwischen sich zu erhalten streben, das Wasser nimmt den freigewordenen Raum ein. Lassen wir mit dem Drucke nach, so kehrt der Schwamm in seinen vorigen Zustand zurück, das Wasser steigt wieder auf. Nehmen wir von unserem Schwamm die Hülle fort, so kann das Wasser sich im Innern ausbreiten; lassen wir ihm die nöthige Zeit, um alle Poren des Schwammes auszufüllen; [284] üben wir jetzt wieder mit einem Kolben einen Druck aus, so

wird das Wasser nicht weichen, wie vorhin, oder nur sehr
wenig. Der Schwamm ist jetzt incompressibel oder fast incompressibel; seine gedrückten Theile finden keine leeren
Stellen mehr vor, in die sie ausweichen könnten, das Wasser
hat dieselben angefüllt; das hineingedrungene widersteht dem
nachdrängenden. Wenn nun Luft, wie ein Schwamm, von
Wasser durchdrungen werden kann, so dass letzteres die
leeren Stellen in jener einnimmt, so muss die Compressibilität
schwinden.

Die immense Kraft, die einige Physiker glaubten annehmen zu müssen, um die Luft comprimirt im Wasser zu
erhalten, wird in Folge unserer Hypothese hinfällig; die im
Wasser eingeschlossene Luft kann nicht mehr verdichtet sein,
als sie es in der Umgebung ist in Folge des Atmosphärendruckes, oder wenn etwas mehr, so in Folge des Wasser-
druckes.

Man hat gemeint, die Luft sei im Wasser sehr stark
verdichtet; man nahm eine ganz andere Vertheilung in derselben an, als der Fall ist: denn um nochmals auf unseren
Schwamm zurückzukommen, nehme man zwei Gefässe, deren
eines Schwammfragmente enthält, das andere Wasser bis zu
⁹/₁₀ des Inhaltes. Soll nun Jemand die Schwammstücke ins
Wassergefäss thun und dafür sorgen, dass das Gefäss gerade
voll werde, wenn es ausser dem Wasser noch den Schwamm
enthält; und man fragt den Aufgeforderten, um wie viel er
den Schwamm wird comprimiren müssen, so könnte er antworten, er habe den Schwamm auf ein 10 mal kleineres Volumen zusammenzudrücken; danach werde der 10 mal so dichte
Schwamm den 10. Theil des Gefässes einnehmen, der noch
anzufüllen war. So wenigstens haben die meisten Physiker
geantwortet, in Hinsicht auf die im Wasser eingeschlossene
Luft. Aber man könnte mit Recht antworten, dass man, ohne
den Schwamm zu comprimiren und zu verdichten, ihn in das
bis auf ¹/₁₀ volle Gefäss hätte hineinbringen können; man
brauche ihn nur allmählich hineinzuthun, [285] so dass die
Theile gut durchtränkt werden, und dass, wenn Alles einge-
bracht wäre, das Gefäss mit Wasser und Schwamm gerade
voll sein würde, weil das Wasser die im Schwamm vorhandenen leeren Stellen einnähme und die Summe dieser Poren ⁹/₁₀
des Totalvolumens des Schwammes betrüge. Da es zwischen
den Lufttheilchen leere Stellen gäbe, wie beim Schwamm, die
das Wasser einnehmen kann, so braucht die Luft nur wenig

Platz im Wasser einzunehmen, ein Raum, der sehr gering erscheint im Vergleich zu dem Volumen ausserhalb des Wassers. Luft verhält sich gerade so, wie unser Schwamm, ausgenommen in Hinsicht darauf, dass sie von allen uns bekannten Stoffen der dünnste ist, da ihr Gewicht zu dem des Wassers sich wie 1 zu 800 verhält; daher könnte im Wasser sich ein dem Wasser fast gleiches Volumen Luft befinden ohne merkliche Vermehrung des Volumens. Denn wenn das Wasser alle leeren Stellen der Luft ausfüllte, so würden 800 Raumtheile Wasser und 800 Raumtheile Luft zusammen nur ein Volumen 801 ergeben. Vielleicht übertreiben wir hierbei die Kleinheit der Wassertheile, wenn wir dieselbe uns so denken, dass die kleinsten leeren Stellen der Luft ausgefüllt werden: wir besitzen keine Versuche, die solch eine Annahme erfordern. Wir sahen, dass 54 Raumtheile Luft im Weingeist $1/4$ Grad Raum einnehmen oder etwas mehr; wegen dieses kleinen Ueberschusses, lassen wir nur 50 Raumtheile Luft dem $1/4$ Grad entsprechen, dann werden 800 Raumtheile Weingeist mit 800 Raumtheilen Luft ein Volumen von nahezu 804 einnehmen.[14]

Man sollte sich nicht scheuen, den Wassertheilchen solch eine Kleinheit zuzusprechen; von allen Flüssigkeiten besitzt das Wasser vielleicht die kleinsten (les plus ténués). Viele andere Flüssigkeiten verdanken demselben ihren flüssigen Zustand; wir kennen keine, in welche Wasser nicht leicht eindringe. Wir müssen auch leicht zugestehen, [286] dass in der Luft sich leere Stellen vorfinden, die Wasser aufnehmen können; diese Lücken in der Luft sind sehr beträchtlich, wenn dieselbe 3 bis 4 Tausend mal dünner ist als in der Atmosphäre, wie solches zuweilen vorkommt. Diese Lücken hören selbst dann nicht auf, vorhanden zu sein, wenn die Dichtigkeit der der Atmosphäre gleich wird, denn Luft ist sehr condensirbar und immer noch 800 mal dünner als Wasser. Die Hypothese des Herrn *Mariotte* endlich, dergemäss die Luft vom Wasser aufgelöst sei, fordert zudem eine solche Kleinheit der Wassertheilchen, wie wir sie bei unserer Annahme entbehren können.

Wenn wir übrigens die Luft mit einem Schwamme verglichen, so wollten wir bloss eine Vorstellung gewinnen von den Lücken, keineswegs aber die Gestalt der letzteren bezeichnen. Glücklicherweise war es nicht erforderlich, die Annahme soweit zu specialisiren. Wir brauchen keineswegs zu entscheiden, ob Luft eine Flüssigkeit sei-wie etwa Wasser, oder ob sie eine einfache Flüssigkeit (un simple fluide) darstelle, wenn nur ein Volumen Luft ein Haufen kleiner Körnchen ist, wie ein Sandklümplein. Nichts zwingt uns, die Gestalt der Lufttheilchen zu bestimmen, sie zu vergleichen mit kleinen Hohlkugeln oder mit kleinen Bällen, wie einige Physiker wollen, oder mit einer Art Reife, die wie Kugeln angeordnet sind, wie Herr *Hartsoeker* annimmt*). Er will, gleich uns, das Wasser in Luft eindringen lassen, und meint dass die Reifen, in Sphären geordnet, viel grösser seien als die hohlen und durchbohrten Kugeln, unter welchen er sich die Wassertheile vorstellt; aber er scheint diese Annahme weder begründet noch ihre Nothwendigkeit zur Erklärung der vorliegenden Thatsachen benützt zu haben.

Es kümmert uns also die Gestalt der Lufttheilchen nicht, wenn dieselbe nur dem Wasser das Eindringen gestattet; wenn nur jedes Lufttheilchen wie ein Stückchen Schwamm gegen das Wasser sich verhält, das genügt. Von dieser so einfachen Voraussetzung können die zu erklärenden Thatsachen hergeleitet werden. [287] Wir haben schon erkannt, dass die in Wasser eingedrungene Luft keineswegs compressibel zu sein braucht. Eben so leicht ist es zu erkennen, weshalb sie ihre gewöhnliche Ausdehnbarkeit verloren hat. Das Wasser nimmt den Raum ein, der sonst der sich ausdehnenden Substanz zu Gebote stand und in welchen unter verschiedenen Umständen eine grössere Menge Stoff eindringen kann, als in anderen Fällen: jetzt könnte dieser Stoff nur in das Wasser eindringen; hier aber kann er die Luft nur soweit ausdehnen, als er zugleich das Wasser ausdehnt, oder mittelst der dem Wasser ertheilten Ausdehnung; so dass, wenn das Wasser alle Luftlücken ausfüllt, die Luft nur soweit ausdehnbar erscheint, als ihr eigentlicher Stoff (sa matière propre) es ist, also weniger als feste Körper, weniger als Wasser.

Gewiss aber giebt es zwischen den Lufttheilchen leere Stellen, die zu klein sind, um Wasser aufzunehmen, die aber die subtile Substanz, den Feuerstoff, bergen können; und gerade diese kleinen leeren Räume sind es, die es ermöglichen, dass die Luft in den drei möglichen Fällen sich entwickeln kann: 1) wenn das Wasser nicht mehr unter dem gewöhnlichen Drucke steht. 2) wenn das Wasser beträchtlich Wärme

---

*) Cours de physique, pag. 49 et 50.

empfängt. 3) endlich, wenn das Wasser stark abgekühlt wird. Obwohl die Luft im Wasser nicht merklich compressibel ist, sind doch die vom Wasser nicht durchdrungenen Theilchen zusammengedrückt; sie streben fortwährend sich auszudehnen und thun das, sobald der Druck, unter dem sie standen, nachlässt, wie solches geschieht, wenn man die Luft aus der Campane der Luftpumpe auspumpt und wie es bei allen Versuchen geschah, in denen wir Wasser oder Weingeist in unseren Thermometern von Luft befreiten. Nehmen wir an, diejenigen Lufttheilchen, die sich ausdehnen, befänden sich im Centrum eines Kernes (d'un grain); indem sie sich ausdehnen, wird der kleine leere Raum, in dem sie sich befinden, vergrössert, ja sie werden bald zwischen anderen Theilen neue Lücken erzeugen; ihre Spannkraft vertreibt das Wasser aus den benachbarten Theilen, in denen wiederum ein Gegendruck entsteht. [288] Solcher Art wird allmählich das Wasser vertrieben von dem Luftkorn, das es benetzte; dieses Korn, durch sein Volumen leichter geworden, verlässt seinen Ort und vereinigt sich unterwegs mit anderen; so bildet sich eine Blase, die die Oberfläche erreichen kann, wo sie entweicht. Diejenigen Luftkörner (grains d'air), in welche das Wasser weniger eingedrungen ist, entwickeln sich, sobald die ersten Kolbenhübe geschehen sind; die stärker imbibirten Körner haben nicht Kraft genug, das Wasser zurückzudrängen, bis eine sehr grosse Zahl von Kolbenhüben ausgeführt worden ist.

Im zweiten Falle, wo die Luft sich während der Erwärmung des Wassers entwickelt, ist der Grund dem vorigen äquivalent. Eine Vermehrung der Wärme vermehrt die Spannkraft. Diejenigen Theilchen, zwischen denen kein Wasser ist, nehmen Feuer auf; sie wirken wie im vorigen Falle mit Erfolg, sowohl in Hinsicht auf ihre Ausdehnung, als um das Wasser in die Nachbartheile zu drängen, zwischen welchen der Stoff sich sammelt, der die Spannkraft ins Werk setzt.

Im dritten Falle endlich, bei dem einer beträchtlichen Abkühlung des Wassers, condensirt sich das Wasser[15]); es füllt nicht mehr ganz die Stellen aus, die es einnahm; es hinterlässt Lücken, in welche die subtile Materie, also die die Spannkraft vermehrende Substanz, eindringt. Einige besondere Umstände vermehren diese Spannkraft; indess genügt es erkannt zu haben, wie, in allen drei Fällen, die Luft aus dem Wasser sich entwickelt.

Es ist nicht schwieriger zu begreifen, wie später das
Wasser sich wieder mit Luft beladen kann, nachdem dieselbe
auf irgend eine der genannten drei Arten sich ausgeschieden
hat, wenn alle Gründe schwinden, die die Opposition hervor-
riefen. Das Wasser wird nach und nach die an der Oberfläche befindliche Luft netzen, dieselbe durchdringen, in jedes
Korn hineinklimmen, wie es in ein dasselbe berührendes Stück
Tuch aufsteigen würde. Das Luftkorn füllt sich so nach und
nach mit Wasser, es wird schwerer, [289] es schmiegt sich
mehr der Wasserfläche an und endlich durchbricht es letztere
und verbleibt im Wasser, wenn es so stark als möglich vom
Wasser imbibirt ist.

Der Versuch des Herrn *Mariotte* mit dem gläsernen Fingerhut und andere, genauere Versuche lehren, dass Wasser
und viele andere Flüssigkeiten eine Luftmenge enthalten, deren Volumen, bei einer Dichtigkeit gleich der der Atmosphäre, mehrmals das eigene übertrifft.[16]) Wir müssen noch
erklären, wie so sehr viel Luft im Wasser enthalten sein
kann, ohne dass eine bedeutende Compressionskraft angewandt
wird. Um die Schwierigkeit besser hervorzuheben und die
betreffende Frage zu beantworten, wollen wir noch einmal zu
den Schwammstücken zurückkehren: wir nehmen ein mit solchen gefülltes Gefäss; wir giessen langsam Wasser auf, welches alle Poren erfülle. Man sieht leicht ein, dass die ein-
dringende Wassermenge nur wenig kleiner sein wird, als diejenige, die das leere Gefäss füllt, oder, was dasselbe ist, dass
das Wasservolumen fast dem der schwammigen Theile gleichkommt. Aber inmitten unseres gewöhnlichen Wassers finden
wir Luft, deren Volumen mehrmals das des Wassers übertrifft. Der zu untersuchende Fall entspricht also der Annahme, dass in unserem Gefäss ausser dem Wasser noch
Schwammstücke sich befinden, die das Gefäss mehrmals füllen
würden. Um sich nun eine Vorstellung davon zu bilden, in
welcher Weise eine so grosse Menge von Körnern (grains)
Platz finden könne, genügt es nicht, die Theile, mit denen
wir das Gefäss anfüllten, als schwammig anzusehen. Wir
denken uns dieselben ähnlich, wie bei vielen Substanzen, die,
sobald sie vom Wasser durchsetzt oder benetzt werden, ihre
Spannkraft einbüssen, wie z. B. Leder, verschiedene Blasen-
membranen, Pappe oder Papier. Kleine Hohlkugeln, kleine
Hohlcylinder, und tausend andere Körper von unregelmässiger
Gestalt, die man aus diesen Substanzen formte, würden in

einem Gefässe, wenn trocken, einen sehr viel grösseren Raum
einnehmen, als dann, wenn sie benetzt sind: [290] wenn man
das Gefäss mit trockenen Papierschnitzeln aufüllte, so könnte
es zwei- oder dreimal soviele, mit Wasser getränkte, fassen.
Gesetzt nun, die Luft werde ebenso wie diese verschiedenen
Stoffe geschwächt, sobald Wasser zwischen ihre Theile ge-
drungen ist und die Stelle des Fluidums einnimmt, die ihre
Spannkraft hervorruft, so ist es leicht zu verstehen, wie im
Wasser ein Volumen Luft enthalten sein kann, welches,
trocken, mit aller Spannkraft versehen, mehrmals das eigene
Volumen übertrifft, und dass diese Luft ·im Wasser sich
befindet, ohne dass eine besonders grosse Kraft es in
demselben verdichtet. Papier oder Pappe, dem wir die Luft
verglichen, würde durch seine Spannkraft manch schweren
Körper tragen, während genetzt es nicht einmal der eigenen
Last widerstehen könnte. Wenn wir also auch nicht vollständig die erste Ursache der besprochenen Erscheinung auf-
gedeckt haben, so haben wir doch die Möglichkeit einer ähnlichen Erklärung gezeigt, oder eine solche, die mehreren anderen wohlbekannten Phänomenen zu Grunde liegt, und deren
Wirkungsweise wir unschwer begreifen.

Um aber auf die Construction unserer Thermometer zurückzukommen, so glauben wir die Regelmässigkeit ihres
Ganges hinreichend gegen die durch grosse Hitze zu befürch-
tenden Störungen geschützt zu haben. Das praktische Verfahren ist übrigens einfacher, als man glauben sollte. Freilich
wird man bisweilen ein Thermometer 15 bis 20 mal in warmes
Wasser tauchen müssen, wenn man gründlich alle Luft entziehen wollte, die man bei der Temperatur abzuscheiden vermag, die die Flüssigkeit bis oben in der Thermometerröhre
ansteigen lässt; aber diese 15 oder 20 mal wiederholten Processe werden wenig Zeit solchen Arbeitern kosten, die viele
Thermometer zugleich verfertigen; man kann mehrere auf
einmal in denselben Kessel tauchen, der das warme Wasser
enthält, und selbst einzeln geht das Verfahren ziemlich schnell
vor sich. Ich glaube indess, es ist nicht nöthig, den Weingeist von der ganzen beschriebenen Menge Luft zu befreien;
bleiben ein oder zwei Grad nach, so wird diese geringe zurückgebliebene Menge den Gang nicht stören; und damit wäre
die grösste Zahl von Operationen erspart. [291] In den drei
ersten wird man 30 bis 40 Grad erhalten; die beiden letzten
Grade werden noch mehr als 12 bis 15 Operationen erfordern.

Wir müssen nun noch nachweisen, wie der Thermometorgang gegen Störungen bei strenger Kälte geschützt werden
könne: obwohl das Verfahren sehr einfach und im Grunde
genommen dasselbe ist, wie beim Schutze gegen die Wärme,
so haben wir doch den Erfolg erprobt und Versuche mit
künstlicher Abkühlung angestellt; wir fanden Thatsachen,
die einer genauen Beschreibung in einer besonderen Abhandlung, für welche reichlich Stoff dargeboten würde, werth
erscheinen.

Ehe wir schliessen, soll noch erörtert werden, ob es im
Gange der Thermometer nicht noch einen Grund zu Unregelmässigkeiten giebt, dem mehr als anderen zu begegnen nothwendig erschiene. In unseren Sitzungen der Akademie bin
ich darauf aufmerksam gemacht worden; man meinte, dieser
Grund könnte bei den neuen Thermometern viel wirksamer
werden als bei den alten; die neuen haben längere Röhren,
weil die Flüssigkeit grösseren Spielraum verlangt oder, was
dasselbe ist, weil ihre Grade grösser sind als bei anderen
Thermometern. Nun ist bei allen Thermometern die Flüssigkeitssäule an sehr heissen Tagen höher, viel höher, als an
sehr kalten. Die Differenz zwischen den Ständen ist bei
einem Thermometer um so grösser, als seine Grade im Verhältniss zu einem anderen grösser sind. Die Kugel wird
mithin bei unseren Thermometern in grosser Sommerhitze viel
stärker gedrückt als in der Winterkälte, denn nach den Grundlehren der Hydrostatik ist der Druck, wie klein auch der
Röhrendurchmesser sei, doch gleich dem einer Säule von
gleicher Höhe und von einem Durchmesser gleich dem der
Kugel. [292] So fest auch Glas sei, unbiegsam ist es nicht.
Eine Druckvermehrung wird auf die Kugel Einfluss haben,
besonders wenn sie nicht vollkommen rund, aber dünnwandig
ist; die Capacität muss dann zunehmen. Daraus folgt, dass
ein Theil der Flüssigkeit, die bei heissem Wetter die Grade
anzeigen müsste, in der Kugel bleibt, deren Capacität zugenommen hat. Die Flüssigkeit wird also zu niedrig stehen,
um die richtige Temperatur anzuzeigen. Je mehr der Behälter von der Kugelform abweicht, um so stärker wird die Last
wirken, die Capacität zu vergrössern. In der ersten Abhandlung schlug ich vor, statt der Kugel- die Linsenform zu
wählen oder die Form einer abgeplatteten Kugel, und das
wäre sicher ausgeführt worden, wenn ich willfährige Arbeiter
gefunden hätte. Niemals sind die Kugeln völlig rund, dennoch

schlug ich eine Form vor, die noch weniger Widerstand der
Deformation darbietet.

Die Gesetze, auf denen diese Schwierigkeiten beruhen,
sind wohl bekannt; man möchte aber wissen, wie weit denn,
praktisch, die Volumenvermehrung in Folge des Flüssigkeits-
druckes gehe und ob es lohne, ihr zu begegnen.

Man hat die Wahl zwischen den Methoden, die sich darbieten zur Entscheidung, ob eine der Flüssigkeitshöhe entsprechende Druckvermehrung die Capacität unserer Thermometerkugeln so stark vermehre, dass man sie berücksichtigen müsse.
Eine Methode besteht darin, dass man die Kugel eines Thermometers sammt dem Rohre mit Wasser anfüllt, mit dem Finger die angefüllte Röhre verschliesst, dann das Thermometer
umkehrt und die Röhre in Wasser taucht; alsdann nimmt man
den Finger fort, der die Röhre verschloss. [**293**] In dieser
Lage ist die Kugel nicht bloss nicht mehr von der Flüssigkeitssäule gedrückt, die vorhin, in anderer Lage, die Capacität zu vergrössern strebte, sondern eben diese Wassersäule
hält einem Theile der Säule der atmosphärischen Luft (de la
colonne de l'atmosphère) das Gleichgewicht, mithin ist der
convexe Theil der Kugel stärker belastet als vorhin; also
strebt nicht bloss die Spannkraft der Theilchen der Kugel dieselben dem Centrum zu nähern, sondern die Vermehrung der
Last (l'augmentation de charge) bewirkt dasselbe. Mithin muss
das Volumen der Kugel abnehmen oder, was dasselbe ist, sie
muss einen Theil Wasser in die Röhre treten lassen und aus
der Röhre muss ein Theil ins Gefäss fliessen. Verschliesst
man jetzt wiederum mit dem Finger, hebt das Thermometer
aus dem Wasser und richtet es wieder auf, es dabei immer
verschlossen haltend, so muss zwischen dem Finger und der
Flüssigkeitsoberfläche im Rohr ein Vacuum sich bilden, gleich
der Vermehrung der Capacität der Kugel in dieser Stellung
im Vergleich zur entgegengesetzten. Es entsteht wirklich ein
leerer Raum zwischen dem Finger und der Wasserfläche, aber
ein so kleiner, dass er bei der Graduirung der Thermometer
keine Beachtung erheischt. Die unregelmässigsten Kugeln,
die längsten Röhren gaben nie $1/4$ und etwa höchstens $1/8$ Grad.
Ich habe auch ein flaches Gefäss geprüft, in Form und Grösse
nahe gleich den halbpfündigen Theebüchsen. Der leere Raum
betrug noch keinen halben Grad. Die Differenz der Säulen-
höhen bei diesen Versuchen ist aber das Doppelte von dem
beim Spiel der Thermometer; die Unregelmässigkeiten bei der

ungünstigsten Form würden von der streugsten Kälte bis zur
höchsten Hitze nur $1/4$ Grad und bei den Kugeln nur $1/16$
Grad betragen, und diese Ungleichheit würde sich proportional auf alle Zwischengrade vertheilen.

[294] Eine noch einfachere, ebenso gute Methode, um die
Wirkung der Säule auf die Kugel zu untersuchen, besteht darin,
dass man Jemanden anstellt, am oberen Röhrenende eines
offenen Thermometers zu saugen, so stark als möglich, und
zu sehen, ob jetzt die Flüssigkeit in der Röhre höher einsteht, als früher, und wieviel sie sich wieder senkt, wenn er
aufhört zu saugen.

Aber das einfachste Verfahren und das geeignetste, wenn
man sich in Bezug auf das täglich im Gebrauch befindliche
Thermometer Sicherheit schaffen will, besteht darin, an dem
Thermometer selbst zu beobachten, ob ein Unterschied in der
Höhe der Flüssigkeitssäule einen merklichen Unterschied des
Standes im Gefolge hat. Wir theilen hier die Methode sammt
einem Beispiele mit. Es stehe die Flüssigkeit bei 30° über
dem Gefrierpunkte ein, was will ich jetzt erfahren? Ich will
erfahren, ob sie nicht bei 31° oder 32° stehen müsste, und
ob die Höhe der Säule von 30° unter dem Gefrierpunkte
nicht die Capacität der Kugel um 1° oder 2° vergrössert habe.
Um das zu entscheiden, greifen wir zu einem Mittel, welches
schon in dieser Abhandlung angewandt wurde; wir neigen
das Thermometer, bis der 30. Grad ebenso hoch über der
Kugel steht, wie bei aufrechter Stellung es der Gefrierpunkt
war. Kurz, ich kann durch Neigung des Thermometers die
drückende Säule nach Belieben vermindern. Wenn in dem
Maasse, als ich es neige, die Flüssigkeit vom 30. Grade emporsteigt, so erkenne ich daran, dass meine Kugel sich zusammenzieht. Bleibt aber die Flüssigkeit merklich an derselben Stelle bei jedweder Neigung, so ist das ein Beweis
dafür, dass die Capacität meiner Kugel nicht so stark sich
ändert, dass Grade oder Bruchtheile von solchen schwinden.
Bei keinem Thermometer neuerer Construction habe ich bei
irgend welcher Neigung eine merkliche Aenderung eines Bruch-
theiles eines Grades wahrgenommen. [295] Man muss freilich
bekennen, dass bei geneigter Stellung man weniger genau den
Stand abzulesen vermag, als bei aufrechter. Bei geneigter
Röhre erfüllt die Flüssigkeit nicht die ganze letzte Gradstrecke; sie bildet die Form eines Nägelchens (onglet). Aber
mit dem Auge schätzt man hinreichend genau den Ueber-

schuss nach vorne, der compensirt wird von dem, was nach hinten zu fehlt. Noch besser beurtheilt man die Wirkung, wenn vor der Prüfung bei aufrechter Stellung des Thermometers man mit einem Fädchen die Röhre am Rande der Flüssigkeit umgiebt. Wenn man jetzt das Thermometer neigt, so sieht man, dass die Flüssigkeit über den Faden tritt auf der unteren Seite der Röhre, während sie auf der entgegengesetzten Seite eine leere Stelle zurücklässt.

Wenn also ein Thermometer in seinem Gange corrigirt werden müsste, wegen der Ungleichheit der Säulen, so würde man sofort den Betrag erfahren. Auch haben wir weitläufig im Anfange dieser Abhandlung einen Fall erläutert, bei welchem die Flüssigkeit bei geneigtem Rohre höher stand, als bei verticalem; wir haben gezeigt, dass solches von einer gewissen Menge Luft herstammt, die nicht mit dem Weingeist vereinigt ist, aber doch in der Kugel bleibt.

Zum Schluss wiederholen wir, was schon anderswo gesagt war. Wir sind weit entfernt zu glauben, dass die nach unserem Vorschlag construirten Thermometer vor allen Unregelmässigkeiten gesichert seien; aber diese noch etwa vorhandenen hindern uns nicht, zu behaupten, dass wir alle nur erforderliche Genauigkeit erreicht haben und selbst Alles, was nöthig sein könnte. Ein Grund zu Unregelmässigkeiten, der noch nicht erwähnt worden ist und dem man zu begegnen unterlassen wird, besteht darin, dass die Grade, die die Röhre messen, keine bestimmte Grösse haben. [296] Sie sind bald grösser, bald kleiner. Sie sind auf Papier aufgetragen, welches auf einer Holzplatte aufgeklebt ist. Nun dehnen sich Holz und Papier durch Feuchtigkeit aus und verkürzen sich durch Trockenheit und zwar um messbare Grössen bei einer Länge, wie die der Thermometer. Doch zweifle ich, ob man, um genauere Thermometer zu erhalten, die Platten aus Holz durch solche aus Metall oder Glas ersetzen soll; die letzteren würden selbst durch Wärme ausgedehnt werden. durch Kälte sich verkürzen. Es wäre lächerlich, die Präcision bei physikalischen Arbeiten bis zu einem gewissen Punkt hinaufzuschrauben, was ebenso unmöglich wie unnöthig wäre.

III.

Ueber das Volumen der Flüssigkeitsgemische; Untersuchung der Frage, ob zwei vermengte Flüssigkeiten ein Volumen haben gleich der Summe der Theilvolumina, oder ob dasselbe grösser oder kleiner sei, als die Summe der Bestandtheile.

Von

René Antoine Ferchault de Réaumur.

Mém. de l'Acad. de Paris 1733.

———

Ein Maass voll Bleikugeln und ein ebenso grosses Maass sehr kleiner Bleikörner mit einander vermischt werden nicht zwei Maass geben. Die kleinen Körner werden im letzteren Falle die Räume einnehmen, die bei grossen Kugeln, als sie allein beisammen waren, leer blieben. Je kleiner die kleinen Kugeln, um so weniger Volumen wird das Gemisch haben. Die Molekeln der Flüssigkeiten (les molécules des liqueurs) können in gewissem Sinne als Theilchen von unendlicher oder ausserordentlicher Kleinheit angesehen werden; giesst man Wasser oder eine beliebige Flüssigkeit in ein Gefäss, das Sand, Asche oder ein anderes Pulver enthält, und zwar so viel, als das Gefäss fassen kann, so kann man noch sehr viel Wasser im Vergleich zur Grösse des Gefässes hinzugiessen[17]. Mögen die Sandkörner auch noch so stark zusammengepresst worden sein, ihre Gestalt und ihre Härte bedingt. dass sie Zwischenräume haben, die das Wasser anfüllen kann. Wir sehen also deutlich, was geschehen muss, was beim

Mengen von festen Körnern verschiedenen Durchmessers, und
was beim Uebergiessen einer Masse solider Körner geschieht.
Auch sehen wir, dass, wenn Wasser in Holz, Leder, Papier
eindringt, das Volumen dieser Körper zwar zunimmt, aber
nicht um den ganzen Betrag zugefügter Massen.

Vermischen wir aber verschiedene Flüssigkeiten, [166]
welches Volumen wird dann das Gemenge haben? welches
Verhältniss zu dem anfänglichen Rauminhalt und zwar je
nachdem diese Flüssigkeiten eine Tendenz haben sich zu
mischen oder nicht? was wird z. B. geschehen, wenn man
Wasser zu Weingeist giesst, oder Wasser zu Oel? Bis jetzt
ist, so viel ich weiss, nichts geschehen zur Beantwortung dieser Fragen, und doch dürften sie wichtig sein bei verschiedenen physikalischen Erscheinungen. Vielleicht hat man geglaubt, es gäbe hier nichts zu erforschen, man hat gemeint,
die Theilchen der Flüssigkeiten seien einander so nahe als
möglich, oder wenn man Zwischenräume zwischen denselben
annahm, so hat man geglaubt, dieselben seien nicht geeignet,
andere Flüssigkeitstheilchen einzuschliessen. Dennoch haben
Physiker dem Wasser Poren (des pores) zugesprochen und haben
gemeint, dass aufgelöste Salze in diese Poren träten; zu solchen Poren müsse man Zuflucht nehmen, um die Vertheilung
aufgelösten Salzes zu erklären, zugleich mit der Thatsache,
dass durch die Aufnahme des Salzes das Gesammtvolumen
nicht so stark· anwächst, als man es erwarten sollte; solche
Annahme schien nicht nöthig, um den Vorgang beim Mischen
von Flüssigkeiten, in Hinsicht auf das Volumen, darzustellen,
denn man wusste nicht, dass es hier auch etwas zu erklären
gebe. Wollen wir sehen, ob der Vorgang nicht einer Aufmerksamkeit werth sei; um sogleich ein Beispiel zu behan-
deln, mengen wir Wasser mit Weingeist.

Giesst man Wasser zu Weingeist oder Weingeist zu
Wasser, so werden die anfangs getrennten, klaren, sehr
durchsichtigen Flüssigkeiten bei der Mischung ein trübes Aussehen haben, bisweilen milchig undurchsichtig; und dieses
bald mehr, bald weniger, je nach der Wassermenge; aber
bei jeder Mengung von Wasser und Weingeist ist die zusammengesetzte Flüssigkeit trüber, als die getrennten es waren,
man sieht dicke Fäden (filets), die trüber sind als das übrige.
Diese Fäden bestehen aus zahllosen anderen Fäden, es scheinen sich Strähnen abzuwinden (des écheveaux qui se dévi-
dent). Schliesslich wird die Flüssigkeit wieder ganz trans-

parent, bald später, bald früher. [167] Es sieht so aus, als
ob eine Auflösung vor sich gehe, und die Trübung dauert an,
bis Alles gelöst ist, weil bis dahin Alles sozusagen in Con-
fusion ist.

Um aber auf unsere einer Aufklärung bedürfende Frage
zurückzukommen: ist das Volumen der aus Wasser und Weingeist zusammengesetzten Flüssigkeit gleich dem Volumen der
getrennten Bestandtheile? ist es kleiner oder grösser? Herr
Geoffroy berichtet uns in den Memoiren der Akademie von
1713 p. 53 einen merkwürdigen Versuch; nachdem er mit
dem Thermometer festgestellt, dass Wasser und Weingeist,
derselben Luft ausgesetzt, gleiche Temperatur haben, tauchte
er das Thermometer in das Wasser und goss rectificirten
Weingeist, an Gewicht dem Wasser gleich, hinzu; die Mischung
trat ein und zugleich eine Vermehrung der Wärme, die das
Thermometer beeinflusste, die Flüssigkeit stieg merklich an.
Es scheint, als könte dieser Versuch uns in Stand setzen,
unsere Frage zu beantworten; wo Wärme vermehrt wird,
da findet auch Volumenvermehrung statt, wenigstens eine vor-
übergehende. Das Volumen der beiden Flüssigkeiten, während sie sich mischen, müsste also grösser sein, als vorher,
wenn man die Volumina im getrennten Zustande misst.

Dennoch, gegen Erwarten, ist das Volumen des Gemenges kleiner, als das der getrennten Flüssigkeiten, selbst in
dem Momente der Mischung. Schon lange hegte ich den
Wunsch, zu untersuchen, ob etwas Bemerkenswerthes eintrete
beim Mischen; ich konnte nichts Sicheres finden   meine neue
Construction der Thermometer, bei denen Alles sehr genau ausgemessen ist, setzte mich in den Stand, die fragliche Mischung
zu prüfen, doch geschah es in einem Augenblicke, wo ich gar
nicht daran dachte. Ich wollte nur Thermometer anfüllen,
und Herr *Pitot*. nachdem er eine gewisse Anzahl Theile
Wasser in ein Thermometergefäss gegossen hatte, fügte eine
gewisse Anzahl Theile rectificirten Weingeistes hinzu. [168] Man
bezeichnete die Stelle im Rohr, wo dieser Weingeist einstand.
Die beiden Flüssigkeiten konnten sich noch nicht mischen,
und waren es auch in der That noch nicht, der leichtere
Weingeist stand über dem Wasser. Man schüttelte tüchtig
das Thermometer, um die Mischung hervorzurufen. Als das
Thermometer wieder vertical stand, machte mich Herr *Pitot*
darauf aufmerksam, dass unsere Flüssigkeit unter der Marke
stand, so dass wir hätten Flüssigkeit zufügen müssen, um die

Marke zu erreichen. Diese Thatsache schien mir sehr bemerkenswerth, es bewies doch, dass Wasser und Weingeist,
mit einander vermengt, ein Volumen geben, das nicht dasselbe
ist, wie vorher, als sie getrennt waren, denn im Thermometer
blieben einige Grade leer.

Sofort gedachte ich mich davon zu überzeugen, ob diese
Volumenverminderung wirklich statthabe, ob sie nicht einigen
anderen Umständen beizumessen, ob sie nicht eine Folge der
Benetzung der Wände und des Fingers sei, den man beim
Verschluss angewandt während des Durchschüttelns. Mein
Verdacht war bald gehoben, ich konnte nicht mehr zweifeln,
der Volumenschwund war ein reeller.

Um aber eine Vorstellung von der Quantität dieses
Schwundes zu erhalten, nahm ich ein Rohr mit angeschmolzener Kugel, goss 50 Maass Wasser hinein und dann 50
Maass guten rectificirten Weingeist. Letztere wurden vorsichtig eingegossen, damit möglichst wenig Vermischung statt-
finde; der Weingeist glitt längs den Wänden des Rohres und
der geneigten Theile der Kugel herab; die Flüssigkeiten
mischten sich thatsächlich nicht, wenigstens nicht merklich.
Eine trübe oder weissliche Fläche bezeichnete die beiderseitige
Berührung. Mit einem Faden markirte ich den Stand des
Weingeistes, [169] dann bewegte ich die Kugel so lange als
nöthig war, um Wasser und Weingeist gut mit einander zu
mischen. Sobald das geschehen war, sah ich die Volumverminderung des Gemenges; die Flüssigkeit stand jetzt unter
dem Faden. Ehe ich den Betrag dieser Verminderung maass,
liess ich die Flüssigkeit ruhen, sowohl damit sie Zeit gewinne,
die während des Processes erzeugte Wärme zu verlieren, als
auch damit die an den Wänden haftende Masse sich ansam-
mele. Als ich glaubte, es werde keine Flüssigkeit mehr nie-
dersteigen, maass ich die leere Stelle zwischen der Flüssigkeit und der Marke. Um dieselbe zu füllen, brauchte ich
nahezu zwei jener Maasstheile, deren 50 jede Flüssigkeit getrennt hatte. Es war also das Gemenge um etwa $\frac{1}{50}$ kleiner,
als das Gesammtvolumen der getrennten Flüssigkeiten.

Was bringt diesen Volumenschwund hervor, der gewiss
grösser ist, als man es erwarten konnte? Giebt es leere Stellen in einer oder in beiden Flüssigkeiten, die sich füllen bei
der Mischung? Sollen wir uns denken, die Flüssigkeiten ver-
hielten sich zu einander wie etwa Bleikugeln und Bleikörner?
Sollten ebenso, wie die Körner die Zwischenräume der Kugeln

ausfüllen, auch hier eine Flüssigkeit feiner geartet sein, als
die andere und die leeren Stellen der letzteren einnehmen?
Dann würden in unserem Versuche die leeren Stellen $1/25$ des
Volumens der Flüssigkeiten ausmachen. Während aber die
Bleikugeln und Bleikörner nur durch äussere Kräfte so geordnet werden können, dass sie möglichst wenig Platz einnehmen, so haben Flüssigkeiten selbst die Kraft, diese An-
ordnung herzustellen. Die Lösungen der härtesten Körper,
die zuweilen so sehr schnell durch gewisse Flüssigkeiten zu
Stande kommt, verräth uns die ausserordentliche Bewegung,
die in den Flüssigkeiten vorhanden ist, obwohl Alles zu
ruhen scheint. [170] Wenn Wasser mit Weingeist sich mengt,
geschieht eine Art Auflösung.

Die uns geläufigsten Lösungen sind die von festen Körpern in flüssigen. Die Säuren (les eaux fortes) zertheilen die
härtesten und schwersten Metalle in so kleine Theilchen, dass
sie in der Flüssigkeit sich erhalten, gleichsam in ihr schweben können; wir sehen täglich Lösungen von Salzen, Zucker
etc. in Wasser; wir sind aber nicht gewohnt, Lösungen von
Flüssigkeiten in Flüssigkeiten zu sehen. Dennoch muss es
solche geben; eine Flüssigkeit, deren Theilchen feiner sind
(plus tenuës), wird eine andere, gröbere, auflösen, sie wird
die Molekeln der letzteren zertheilen, und das gilt ganz in
demselben Sinne, wie wir von Auflösung fester Stoffe in Flüssigkeiten reden; wie Wasser Zucker löst, so löst auch Wasser
dicken Syrup; beide Processe sind vielleicht nur darin un-
terschieden, dass beim Zucker Wasser gegen gröbere Theilchen wirkt, als beim Syrup; in letzterem Falle bewirkt das
Wasser stärkere Vertheilung (l'eau pousse la division plus
loin). Was wir vom Wasser und Syrup sagen, können wir
auf viele Flüssigkeiten übertragen, insbesondere auf Wasser
und Weingeist. Bei ihrer Vermengung geschieht dasselbe,
was bei den bekanntesten Auflösungen vorkommt; sobald das
Vermischen beginnt, zeigen die zuvor klaren Flüssigkeiten
eine Trübung (trouble), Luftbläschen steigen empor in grosser
Zahl; eine Erwärmung tritt ein, ein deutliches Zeichen einer
Gährung (fermentation) und mithin einer Auflösung (et par
conséquent dissolution).

Der Weingeist ist uns besonders durch seine Brennbar-
keit bekannt, diese ist das Charakteristische; wir wissen, dass
er eine Art sehr brennbaren Oeles ist, welches im Wasser
schwebt, in demselben aufgelöst ist: wir wissen selbst, dass

im reinsten Weingeist, dem bestrectificirten, die Menge spirituöser und brennbarer Materie sehr klein ist. Aber trotz des grossen Betrages an Phlegma selbst beim bestrectificirten Weingeist scheinen die vorstehenden Versuche zn beweisen, und die späteren werden es noch deutlicher darthun, das dasselbe nicht hinreicht, um den brennbaren Theil des Weingeistes gut aufzulösen. [171] Der Gedanke, den wir zum Voraus zu erfassen wünschen und den wir im Nachfolgenden noch stützen werden, ist der, dass, solange der brennbare Theil des Weingeistes noch nicht mit der genügenden Quantität Wasser verbunden ist, noch leere Stellen vorhanden sind, die Wasser aufnehmen können. Von allen bekannten Flüssigkeiten ist Weingeist eine der leichtesten, und das ist nicht schwer zu erklären, wenn wir sie gewissermaassen als ein schwammiges Gebilde ansehen, so dass eine beträchtliche Wassermenge aufgenommen werden kann ohne merkliche Vergrösserung des Volumens, — dass das Wasser Raum in demselben findet wie in einem Schwamm.

Ich habe viele Versuche angestellt, um zu erforschen, wie weit die Volumverminderung beim Mischen von Wasser und Weingeist getrieben werden könne, wenn man in verschiedenen Verhältnissen die Mischung ansetzt. Bald ward mehr Weingeist gegeben, bald mehr Wasser, und beides in mehrfacher Weise variirt. Beispielsweise 100 Weingeist mit 25, 50, 75 Wasser, dann wieder 100 Weingeist mit 150, 200, 300 etc. Wasser. Die Mischungen wurden stets mit der vorhin geschilderten Vorsicht vorgenommen, d. h. ich goss in eine mit einer Röhre verbundene Kugel oder einfach in eine an einem Ende verschlossene Röhre die gewünschte Menge Wasser; dann wurde eine bekannte Menge Weingeist sehr vorsichtig zugefügt, damit keine Mischung entstünde. Mit einem Faden wurde der Stand des Weingeistes, also das Volumen der beiden noch unvermischten Flüssigkeiten, bezeichnet. Dann wurde die Röhre bewegt und durch Schütteln die Mischung veranlasst; um die Volumverminderung zwischen dem Faden und dem Flüssigkeitsgemische zu bestimmen, füllte ich wohlbekannte kleine Mengen hinzu, bekannte Bruchtheile der ganzen Portion. [172] Waren 2 Th. Wasser mit 1 Th. Weingeist vermischt, so erhielt ich die grösstmögliche Verminderung durch Mischen von Wasser mit meinem Weingeist: sie betrug nahe $^1/_{20}$ des Weingeistvolumens; denn um den Schwund zu ergänzen, brauchte ich 5 Maass, deren

100 an Weingeist genommen waren. Bei 3 bis 4 Th. Wasser
mit diesem Weingeist erhielt ich dasselbe, wie bei 2 Th.
Wasser; das in letzterem Falle genommene Wasser genügt,
um vollständig den Weingeist aufzulösen, oder wenigstens um
alle Lücken zu füllen, in welche einzudringen ihm gestattet
ist; nimmt man weniger Wasser, so ist die totale Volumverminderung nicht mehr ein so grosser Bruchtheil des angewandten Weingeistes.

Um von den bei weniger Wasser vorkommenden Unter-
schieden eine Vorstellung zu geben und um zu zeigen, dass
zur Ausfüllung aller leeren Räume des Weingeistes doppelt
soviel Wasser als Weingeist erforderlich ist, wird eine kleine
Versuchsreihe genügen:

1) 100 Th. Weingeist und 50 Th. Wasser. Volumverminderung $2\frac{1}{2}$°.

2) Diesen verdünnten Weingeist goss ich aus und gab
50 Th. Wasser, denen ich langsam den soeben verdünnten
Weingeist zufügte. Nach Bezeichnung des Standes rief ich
durch Schütteln die Vermischung hervor und erhielt neuer-
dings eine Verminderung von $1\frac{1}{2}$ Th. — Beide Versuche
zusammen ergaben also 4 Theile und im letzten Versuche
waren Weingeist und Wasser in gleichem Verhältniss enthalten.

[173] 3) Diese aus gleichen Theilen Weingeist und Wasser
bestehende Mischung wurde ausgegossen, und wiederum 50
Th. Wasser ins Rohr gebracht. Zu diesen wurden 200 Maass
Mischung aus 100 Th. Wasser und 100 Th. Weingeist hinzugefügt; nach der Mischung erhielt ich etwa $\frac{1}{2}$ Theil Verminderung.

4) Endlich im vierten Versuche wurde die erhaltene
Mischung nochmals zu 50 Th. Wasser gegossen, es entstand
noch kein $\frac{1}{4}$ Th. Verminderung.

Wenn später diese Flüssigkeit einer anderen aus 1 Th.
Weingeist, 2 Th. Wasser bestehenden hinzugegeben wurde,
entstand gar keine Volumverminderung. Wurde sehr wenig
Wasser zu Weingeist gemischt, z. B. 1, 2 oder 3 Th. Wasser zu 100 Th. Weingeist, fand ich keinen merklichen Volumenschwund.

Will Jemand behaupten, die Höhlungen des Wassers (les
vuides de l'eau) würden durch Weingeist ausgefüllt, so ist
es nicht leicht zu beweisen, dass im Gegentheil die Höhlungen als im Weingeiste vorhanden angenommen werden müssen.

In der That ist die letztere Annahme die natürlichere, weil die dünnere Flüssigkeit am meisten Höhlungen besitzt, und weil Wasser das Lösemittel ist, welches die Theile des zu lösenden Körpers durchdringen muss [18].

Vielleicht aber zweifelt man daran, dass der fragliche Volumenschwund dem Eindringen der einen Gattung von Theilchen in die Lücken der anderen zuzuschreiben sei; man ist vielleicht eher geneigt anzunehmen, dass während des Mischens, während der Gährung eine Verdampfung eintritt, der allein die Volumverminderung zu verdanken sei. Diesen Zweifel werden wir durch bald zu beschreibende Versuche beheben, indem wir zeigen, dass auch bei völligem Verschluss der Mischröhre das Volumen nicht weniger schwindet, als im offenen Rohr.

[174] Andere Versuche gestatten uns, unmittelbar zu beweisen, dass die Höhlungen zwischen den Theilchen der einen Flüssigkeit von denen der anderen eingenommen seien. Nehmen wir ein kleines Glasgefäss, wie es bei Flüssigkeitswägungen angewandt wird und wie es Herr *Homberg* in den Memoiren der Akademie von 1699 beschrieben hat. Ist das Gewicht desselben bekannt, so giesse man Weingeist ein; mit hinreichend feiner Waage bestimmen wir das Gewicht. Dann leeren wir das Gefäss und füllen es mit Wasser, und wägen wiederum; wir erhalten das Verhältniss des specifischen Gewichtes des Wassers zu dem specifischen Gewichte des Weingeistes (nous avons alors le rapport de la pesanteur spécifique de l'eau à la pesanteur spécifique de l'esprit de vin); mithin könnten wir berechnen, wie gross das specifische Gewicht der im gegebenen Verhältniss vorgenommenen Mischung sein werde, wenn während dieses Processes die specifischen Gewichte des einen und des anderen unverändert blieben; oder, was dasselbe ist, es wäre leicht das Gewicht des zum Theil mit einer bekannten Menge Wasser, zum andern Theil einer bekannten Menge Weingeist gefüllten Maassgläschens zu berechnen, wenn letzterer über dem Wasser sich erhielte. Füllt man das Gläschen jetzt mit einer Mischung in bekannter Proportion und wägt, so findet man ein grösseres Gewicht als zuvor, wo die Flüssigkeiten getrennt waren, ein deutlicher Beweis, dass die Dichtigkeit oder, was dasselbe ist, das specifische Gewicht während des Mischens sich vergrössert hat. Bei der Wägung des Wassers ergaben sich 98 Gran. Bei der Füllung mit Weingeist fand

man $82^{1}/_{2}$ Gran. Gäbe man jetzt $^{2}/_{3}$ Wasser, $^{1}/_{3}$ Weingeist über dem Wasser, so hätte man $65^{1}/_{3}$ Gran Wasser und $27^{1}/_{2}$ Gran Weingeist, zusammen $92^{5}/_{6}$ Gran. Aber statt dieser gesonderten Füllung füllte man das Gemenge aus 2 Th. Wasser und 1 Th. Weingeist ein. [175] Die Wägung ergab 94 Gran, also war die Dichtigkeit, das Gewicht der Mischung grösser, als es aus der Summe der Componenten folgen würde; man ersieht leicht, dass der Anwuchs in dem Maasse statthatte, wie die Volumverminderung, die wir kennen gelernt haben, es forderte. Letztere, sagten wir, sei $^{1}/_{20}$ des Weingeistvolumens, und die Vermehrung des specifischen Gewichtes ist hier auch nahe gleich $^{1}/_{20}$ des Weingeistgewichtes. Das letztere betrug $27^{1}/_{2}$ Gran: wir haben $1^{1}/_{6}$ Gran Gewichtsvermehrung, welches nur um $^{5}/_{28}$ Gran, d. h. um weniger als $^{1}/_{5}$ und mehr als $^{1}/_{6}$ Gran von dem berechneten abweicht: dieser kleine Unterschied kann auf so viel Umstände bezogen werden, dass er nichts überraschendes enthält. Auch kann die Verminderung etwas weniger als $^{1}/_{20}$ betragen und die Differenz würde verschwinden.

Da die Höhlungen im Weingeist, die das Wasser erfüllen kann, nur $^{1}/_{20}$ des Weingeistvolumens betragen, so könnte es scheinen, als müssten 20 Th. Weingeist mit 1 Th. Wasser genau erfüllt werden können, da man dem Weingeist die gerade genügende Menge Wasser darbietet. Allein offenbar kann das Wasser nur in dem Maasse, als Weingeist aufgelöst und zertheilt ist, in die Lücken dringen, die ihm verschlossen waren, wenn die Weingeisttheilchen sich berührten erst wenn das Wasser die letzteren so weit von einander getrennt hat, wie erforderlich ist, damit sie sich nicht mehr berühren, kann es die Höhlungen einnehmen. Man muss die gehörige Menge Wasser nehmen, um den Weingeist gut aufzulösen, sonst dringt das Wasser nur so weit ein, als es vermag; deshalb müssen 2 Th. Wasser mit 1 Th. gutem Weingeist vermengt werden: Wasser in grösserem Betrage giebt keine grössere Wirkung.

[176] Nichtsdestoweniger muss man, jenachdem der Weingeist mehr oder weniger rectificirt ist, mehr oder weniger Wasser zufügen, um den ganzen möglichen Mischungsschwund zu erhalten; daher können unsere Versuche, die nur merkwürdig (curieuses) waren, auch nützlich werden, sie bergen eine eigenthümliche Methode, die verschiedenen Weingeistqualitäten zu prüfen und zu bestimmen. Ein Weingeist von

der Qualität der unserigen, gemischt mit der doppelten Menge
Wasser, wird $1/_{20}$ Schwund geben, oder 5 Maass auf 100.
Eine schwächere Qualität wird nur 4 oder $3^{1}/_{2}$ Maass zeigen,
und eine stärkere mehr als 5 Maass. Ein sehr schwacher
Weingeist, etwa der unserige, würde durch den Versuch seine
Qualität verrathen: vermischt man denselben mit der doppel-
ten Menge Wasser, wird er auf 100 Th. nur $2^{1}/_{2}$ Th. Schwund
geben, während wir vor der Verdünnung 5 Th. erhielten.
Endlich sieht man, dass allgemein die stärksten Qualitäten
Weingeist mit gleichen Theilen Wasser mehr Volumenvermin-
derung geben, als schwächere Sorten.

Man weiss, dass Weingeist und Wasser viel Luft enthalten, dass letztere in denselben nicht compressibel ist, wir
haben anderswo die Ursache dieser Erscheinung zu erörtern
versucht. Auch weiss man, dass die der Flüssigkeit entwichene Luft, von einer Dichtigkeit gleich der atmosphärischen, einen grösseren Raum einnimmt, als in der Flüssigkeit.
Aus diesen Thatsachen könnte man schliessen wollen, die
Volumenverminderung beim Mischen sei der dabei entweichen-
den Luft zuzuschreiben; [177] das Wasser z. B. nehme die
Stellen im Weingeist ein, die die Luft inne hatte, die während
der Gährung sich entwickelt, bis die Mischung vollendet sei.

Um zu erfahren, ob dieser nicht unwahrscheinliche Gedanke zutrifft, goss ich 50 Th. Wasser in eine Röhre mit
ihrer Kugel und fügte langsam, wie gewöhnlich, 50 Th. Weingeist hinzu, bezeichnete den Stand mit einem Faden; dann
verschloss ich das obere Ende mit durchfeuchtetem Pergament
möglichst fest. Die äussere Luft konnte nicht eindringen,
auch konnte die innen vorhandene nicht hinaus. Noch ein
wesentlicher Umstand muss erwähnt werden: der Verschluss,
der Pergamentdeckel, war nicht stramm über die Röhre ge-
spannt; der beabsichtigte Zweck verlangte, dass er sich etwas
nach aussen erhob. Durch diesen Verschluss sollte ermittelt
werden, ob die aus den beiden Flüssigkeiten während des
Mischens entweichende Luft gleich dem Volumenschwunde sei,
— die Luft von einer Dichtigkeit gleich der atmosphärischen,
— oder ob dieses Volumen grösser oder kleiner sei. Im ersten
Falle muss das Pergament seine Stellung behalten, im zweiten musste es nach aussen, im dritten Falle nach innen
treten, in Folge des überwiegenden äusseren Druckes.

Nachdem Alles vorbereitet war, wurde die Kugel bewegt
und geschüttelt, um die Mischung hervorzurufen. Sofort nach

Beginn der letztern wurde der Verschluss concav nach aussen;
er wurde in die Röhre hineingezogen durch den äusseren
Luftdruck, ein untrüglicher Beweis des reellen Vacuums in
der Röhre, sowie dafür, dass die ganze aus Wasser und
Weingeist entweichende Luft, bei atmosphärischer Dichtigkeit,
weniger betrug als der Mischungsschwund. [178] Wenn wir
den letzteren auf die vom Wasser angefüllten Höhlungen des
Wassers beziehen, wie Alles uns auf diese Annahme führt, so
folgt daraus, dass im Weingeist es leere Stellen giebt, die nicht
mit Luft von atmosphärischer Dichtigkeit angefüllt sind, und
dass beim Mischen Wasser in diese Lücken treten kann.

Durch den letzten Versuch ist auch bewiesen, dass die
während der Gährung austretende Luft nicht so gross ist,
wie es nach dem Aussehen der Bläschen den Anschein hat.
Wenn dieselben auftreten, sind sie durch die erzeugte Wärme
ausgedehnt und nach dem Austritt vermindert sich ihr Volumen.

Ich habe Wasser mit Burgunderwein in verschiedenen
Verhältnissen gemengt. Nicht die geringste Volumverminderung trat ein: das war auch vorauszusehen, da selbst die
durch 2 Th. Wasser auf 1 Th. Weingeist verdünnte Qualität
ganz ohne Contraction mit Wasser gemengt werden kann.

Ich habe 50 Th. Leinöl mit 50 Th. Terpentinöl gemengt. Die Mischung gelang zwar, aber ganz ohne Verminderung.

Milch und Wasser geben keine merkliche Contraction.

Natronsalz löste ich bis zur Sättigung in Wasser auf
und nahm 50 Th. davon in eine Röhre; auf derselben war
eine Marke da angebracht, wo noch 50 Th. einer anderen
Flüssigkeit einstehen würden; langsam füllte ich die letzten
50 Th. an mit einem kräftigen guten Essig, langsam, damit
die Gährung nicht einen Theil der Flüssigkeit aus dem Rohr
schleudere. Nachdem Alles eingeführt und die Gährung beruhigt war, fand sich ein leerer Raum, der aber sehr klein
war, etwa $1/2$ Maasstheil. Wäre derselbe nur eine Folge davon, dass die Säuren des Essigs sich mit den Alkalien des
Sodasalzes verbunden haben, so konnte er nicht gross sein,
[179] weil diese Säuren keinen grossen Raum im Essig einnehmen.

Eine sehr geringe Volumverminderung erhielt ich auch
beim vorsichtigen Mischen zweier Th. destillirten Essigs mit
einem Th. gesättigter Weinsteinlösung.

Es ist ehr schwierig, genau die Volumverminderung zu messen, wenn Flüssigkeiten zu stürmisch und plötzlich sich verbinden (qui fermentent trop vivement ensemble). Ein Theil der Flüssigkeit wird durch das Aufbrausen leicht hinausgeschleudert: die plötzliche Eruption der Luftblasen lässt die Flüssigkeit wie einen Regen hervorsprudeln.

Um diesem Uebelstande zu begegnen, habe ich, nachdem in ein Rohr eine gemessene Quantität gesättigter Weinsteinlösung eingefüllt war, langsam in dasselbe Rohr ein doppeltes Volumen destillirten Essigs gebracht und sofort, ehe die Fermentation sich einzustellen Zeit hatte, d. h. als sie kaum begonnen hatte, das Rohr zuschmelzen lassen, so rasch als möglich. Jetzt war keine Verdampfung zu befürchten, aber ich hatte nicht gedacht, dass bald die Fermentation aufhören würde; dass die Säuren des Essigs nicht in das gelöste Salz werden eintreten können. Wohl wusste ich, dass zur Fermentation Luft nöthig sei, aber ich habe nicht daran gedacht und weiss nicht, ob Andere daran gedacht haben würden, dass in zwei Flüssigkeiten, die sich so leicht mischen wie Essigsäure und eine Weinsteinlösung, die Verbindung (la fermentation) aufhören werde, sobald die Röhre zugeschmelzt war; doch aber trat dieses ein, und mochte ich das Rohr bewegen, schütteln, umwenden, Tage lang, Alles ging ohne merkliche Fermentation vor sich. Endlich schmelzte ich das Rohr wieder auf, und sofort trat eine heftige Fermentation ein. Unmittelbar nach Verschluss der Röhre tritt gewiss Fermentation ein, aber sehr bald wird sie unterbrochen; im ersten Augenblicke entweicht Luft und zwar sehr viel mehr, als beim Mischen von Weingeist mit Wasser. Diese Luft befindet sich nun in comprimirtem Zustande, sie drückt gegen die Oberfläche der Flüssigkeit und hindert neue Luft sich zu entwickeln; [180] endlich hört alle Bewegung auf, mithin auch alle Fermentation, weil die Luft der Flüssigkeiten nicht fortgeschafft werden kann. Vielleicht finde ich ein anderes Mal Gelegenheit, über diesen letzten Versuch zu sprechen, der mich zu anderen geführt hat, die von hohem physikalischem Interesses sind.

Die Zahl der möglichen Mischungen verschiedener Flüssigkeiten ist übrigens sehr beträchtlich, und ich habe mich wohl gehütet, dieselben erschöpfen zu wollen. Auch wollte ich hier nur einen ersten Versuch mittheilen, der zu weiteren Untersuchungen anregen und die Aufmerksamkeit wecken

sollte, ob beim Mischen verschiedener Flüssigkeiten eine Volumverminderung entstünde. Alle sauren, alle salzigen, alle
alkalischen, alle öligen, alle Metalle oder andere Substanzen
in Auflösung enthaltenden Flüssigkeiten bieten sich dar, um
eine jede von ihnen mit einer anderen ihrer und anderer
Gattungen zu combiniren. Auch mussten sie sämmtlich mit
Wasser gemengt werden oder mit sehr wässerigen Flüssigkeiten; und sollte bei einigen Mischungen eine Volumvermehrung eintreten, oder gar eine so grosse, dass sie den Volumenschwund von Weingeist und Wasser übertrifft, so wäre
ich nicht überrascht, allein es wäre eine neue, sehr bemerkenswerthe Thatsache. Auch wird man Flüssigkeiten combiniren, die grössere Verminderung zeigen, als Weingeist und
Wasser, und Wasser mit einer anderen Flüssigkeit. Hiervon
wollen wir ein Beispiel einer höchst einfachen Combination
geben, die wir dennoch vielleicht gar nicht versucht hätten,
wenn uns nicht Herr *Petit le Médecin* auf das Beachtens-
werthe derselben aufmerksam gemacht hätte. Als wir allen
Verdacht gegen die factische Volumverminderung bei Wasser
und Weingeist forträumen wollten, als wir zeigen wollten,
dass sie nicht eine Folge der Verdampfung sei, [181] dass
die zusammengegossenen Flüssigkeiten in vollem Betrage im
Gemisch vorhanden seien, da haben wir erwähnt, dass wir
zum Tarirfläschchen unsere Zuflucht genommen und mit demselben gefunden haben, dass das specifische Gewicht während
der Vermischung zugenommen hatte, indem das Tarirfläschchen mit dem Gemisch aus Weingeist und Wasser mehr wog,
als wenn beide Flüssigkeiten getrennt von einander sich
überlagerten. Herr *Petit le Médecin*, der viele Versuche
über Salzlösungen angestellt hat, theilte uns mit, dass er
denselben Weg betreten habe, um die Mischungen gleicher
Theile Wasser und verschiedener Säuren zu prüfen; dass er
Salpetersäure, Salzsäure, Weinsteinöl und Vitriolöl, eine jede
dieser Substanzen mit einem gleichen Volumen Wasser vermischt hatte; vorher waren die Flüssigkeiten und das Wasser
gesondert gewogen worden in demselben Tarirfläschchen;
schliesslich hatte das mit dem Gemisch gefüllte mehr gewogen,
als sich bei einer Füllung von Säuren und Wasser gefunden
hätte, die sich überlagern. Die Mischung aus Wasser und
Vitriolöl gab die grösste Gewichtsvermehrung. Das specifische Gewicht derselben war um $1/_{14}$ grösser, als aus der Zusammensetzung bei gleichem Volumen beider Bestandtheile zu

berechnen wäre. Oft finden wir Wahrheiten auf verschiedenen Wegen und von verschiedenen Gesichtspunkten aus. Eine Kugel mit einer Röhre wurde mit Wasser gefüllt; wenn man Salz hineinschüttet, so steigt das Wasser bis zu einer gewissen Höhe auf, um sogleich nach Auflösung des Salzes wieder zu fallen. Dieser Versuch hatte Herrn *Petit le Médecin* angeregt zu untersuchen, was im Gemenge von Säuren und Wasser sich zeigen werde. Diejenigen, welche zuerst bemerkt haben, dass das Wasser im Rohre sinke in dem Maasse, als es Salz anflöst, haben den Schluss gezogen, dass das gelöste Salz oder wenigstens ein Theil desselben sich in die Poren des Wassers begebe.

[182] Ich sehe nicht ein, in wie fern die aus dem vorigen Versuch gezogene Schlussfolgerung nothwendig sei, um zu verstehen, warum das Wasser in dem Maasse, als es Zucker auflöst, sinkt. Es findet sich ein anderer, weniger gesuchter Grund, der sicherlich Antheil hat an der Erscheinung und auf welchen man dieselbe gänzlich zurückführen muss, bis nachgewiesen wird, dass er nicht genüge, was aber nicht leicht geschehen wird. Werfe ich in ein mit Wasser gefülltes Gefäss einen kleinen Stein, der aus Sand besteht, wie unser Sandstein, so wird die Oberfläche des Wassers sofort ansteigen um soviel, als das Volumen, welches der Stein verdrängt, beträgt. Nehmen wir nun an, die Sandtheile des Steines seien durch ein Klebemittel vereinigt, welches leicht von Wasser durchtränkt wird, so werden allmählich die Theilchen von einander getrennt werden, und der Stein wird in ein Sandhäufchen umgeformt sein. Aber in dem Maasse, als der Stein sozusagen aufgelöst sein wird, wird die Oberfläche des Wassers sinken, weil zwischen den Sandkörnern Poren waren, die nicht mehr bestehen werden nach der Trennung der Sandkörner, weil das Wasser den Raum einnimmt.

Was wir soeben von einem Sandstein gesagt haben, giebt ein Bild von dem Vorgange der Auflösung des Zuckers. Auch der härteste Zucker ist schwammig, das ist sogar beim blossen Anblick bemerkbar, und wir können uns nicht von der Vorstellung befreien, dass Lücken in allen festen Salzen bestehen, auch wenn wir sie nicht sehen. Grobe Salzkrystalle, grosse Salzwürfel bestehen aus zahllosen kleinen Krystallen, Nadeln, Würfelchen u. s. w., die zwischen einander Lücken haben, die beim Lösen von Wasser erfüllt werden. Man weiss sogar, dass in einigen Salzen, obgleich sie fest sind, eine grosse

Menge Wasser eingeschlossen ist. Wir können nicht bestimmen, wie gross die Summe aller dieser Lücken ist; doch
scheint sie beträchtlich zu sein im Vergleich zum Gesammtvolumen, da die Volumverminderung des Wassers während
der Auflösung darauf zurückgeführt werden muss, dass es
die Lücken ausfüllt.

[183] Diese Bemerkungen dienen uns übrigens auch zur
Ergründung der Volumenverminderung beim Mischen zweier
Flüssigkeiten; denn wenn die kleinen Sandkörner in dem
auflösenden Wasser schweben könnten, und sie selbst noch
aus anderen Theilchen bestünden, die durch Zusatz von Wasser gelöst werden könnten, so hätten wir eine Flüssigkeit,
in welcher löslicher Sand schwebte, der, beigemengt dem
Wasser, eine zusammengesetzte Flüssigkeit gäbe, deren specifisches Gewicht grösser wäre, als die Berechnung aus den
Bestandtheilen ergeben hätte.

Diese Anschauungen wollen wir für die Mischung von
Wasser und Schwefelsäure verwerthen, bei welcher vielleicht
die grösste Volumverminderung eintritt im Vergleich zum Volumen der dem Wasser beigemengten Flüssigkeit. Es wurden 10 Maass Vitriolöl in ein Rohr gegossen; dann wurden
10 Maass Wasser hinzugefügt. Der Schwund nach der Vermischung betrug $3/4$ Maass. Zehn weitere Maass Wasser wurden der mit 10 Maass Wasser verdünnten Säure zugegossen,
dabei schwand $1/2$ Maass. Nochmals wurden 10 Maass Wasser der durch 20 Maass verdünnten Säure hinzugegossen.
Nach tüchtiger Vermischung erhielt man wieder $1/2$ Maass
Volumverminderung. Noch 10 Maass Wasser ergaben noch
$1/5$ Maass Schwund. Im Ganzen also betrug die Volumverminderung nahe 2 Maass oder $1/5$ des Vitriolöles. In einem
anderen Versuche wurden sogleich 40 Maass Wasser auf 10
Maass Vitriolöl gegossen und man erhielt 2 Maass Schwund.
Bei 50 Maass Wasser auf 10 Maass Oel wurde nicht mehr
erhalten; also genügen 40 Maass, um Vitriolöl vollkommen
aufzulösen.

Was wir oben über die Prüfung der Stärke des Weingeistes ausgesprochen haben, bezieht sich [184] ebenso auch
auf verschiedene verdünnte Säuren, so dass wir nichts hinzu-
zufügen brauchen.

Die allmähliche Zunahme der Volumenverminderung bei
weiterem Zusatze von Wasser zu Vitriolöl beweist, dass vier
Theile Wasser nöthig sind, um 1 Theil Vitriolöl aufzulösen.

Wir gewinnen also die Vorstellung, dass die stärksten, concentrirtesten Säuren nicht in einer solchen Menge des Lösungsmittels schweben, die zur vollkommenen Auflösung nöthig ist; dass sie vielmehr aus Krystallen und Nadeln bestehen, die selbst wieder aus Krystallen und Nadeln zusammengesetzt sind. Wasser in grösserer Menge zertheilt die letzteren und füllt die Lücken aus, in welche es vorher nicht eindringen konnte. Daher der Volumenschwund bei neuem Wasserzusatz oder nach vollkommenerer Auflösung.

Ein sehr bekanntes Experiment, das zunächst sehr frappirt, besteht darin, dass, wenn man auf gewisse Körper, z. B. Blei, eine sehr concentrirte Säure giesst, z. B. sehr starke Salpetersäure, dieselbe fast gar nicht wirkt; wendet man aber eine mit gewöhnlichem Wasser verdünnte Säure an, so wirkt dieselbe stärker. Die Erklärung ist in Vorstehendem enthalten. Die erstere Säure kann nur mittelst grober Salzmolekel wirken, deren Ecken nicht der Porengrösse im Metall entsprechen, während die zweite mittelst feinerer Theile wirken kann, mittelst spitzerer Ecken.[19]

Ich fühle wohl die Schwierigkeit, die entsteht, wenn man die Volumenverminderung nur auf die Lücken der Salzkörner zurückführt. [185] Unser Vitriolöl besteht aus Salz und Wasser, und zwar Wasser in grosser Menge. Aber die schwersten Körper haben soviel Höhlungen zwischen ihren Theilen, ihr wahres Volumen ist dermassen klein, dass man sich nicht wundern kann über die Lücken eines Körpers, dessen Auflösung sehr weit gediehen ist.

Ueberlegt man die Sache wohl, so kann man schwerlich die Ansicht aufrecht erhalten, dass die Salze in die Poren des Wassers eindringen, und dass so der Volumenschwund zu begründen sei. Denn nach dieser Anschauung müsste ich fragen, warum ein Wasserzusatz zum Gemenge aus 5 Th. Wasser und 1 Th. Vitriolöl keine weitere Volumenverminderung erzeugt. Man wird ohne Zweifel antworten, deshalb, weil das dargebotene Wasser genügende Lücken gehabt hat, um alles Salz zu bergen. Alle Poren des Wassers sind voll, alle Salztheile untergebracht. Wenn ich aber mehr Vitriolöl zu dem Gemische aus 5 Th. Wasser und 1 Th. Vitriolöl zugebe, so tritt dennoch ein Volumenschwund ein; woher soll das kommen, wenn ich nicht mit dem neuen Vitriolöl viel neue Lücken hinzugebracht habe, denn es sind Salzmassen hineingeführt, die gröber sind, als die im Wasser gelösten,

zwischen deren Theilchen es also grössere Höhlungen giebt,
wie ähnlich beim Sandstein die Theile gröber sind, als deren
Bestandtheile bei weiterer Auflösung.

Wenn Salz erst durch Eindringen in die Wasserporen
gut aufgelöst wäre, so würde daraus folgen, dass ein Maass
Wasser stets ein gleiches Gewicht oder ein gleiches Volumen
eines jeden festen Salzes in Lösung enthalten könnte, weil es
gleich viel Poren für alle enthielte; man weiss aber, wie
sehr ungleich die Salzmengen sind, die Wasser aufgelöst zu
enthalten vermag.

Beobachtungen von zween beständigen Graden auf einem Thermometer.

Von

Andreas Celsius.

(Abhandlungen der schwedischen Akademie. IV. Bd. 1742.
p. 197—205.)

Die Thermometer sind jetzo bey uns sehr im Gebrauche, meistens an die Wand zu hängen, theils zum Putze, oder auch zu sehen, wie viel die Wärme in einem Zimmer ab oder zunimmt.
Die gemeinsten sind die sogenannten florentinischen, welche aus Deutschland nach Schweden kommen, und alle in sofern nichts nutze sind, weil sie kein gewisses Maass der Grade der Wärme und Kälte geben, und ausserdem bey einerley Wärme nicht einerley Grad weisen. Welches gleichwol bey Beobachtungen der Witterung, als auch bey verschiedenen öconomischen und physikalischen Versuchen, die einen gewissen Grad der Wärme erfordern, nöthig ist.
Diese Fehler nun hat man nachgehends zu verbessern angefangen, theils dass man in den Thermometern einen beständigen Punct gesuchet, und davon nach Zunehmen und Verminderung der Wärme die Grade gerechnet, von denen jeder, z. E. ein $^1/_{100000}$ der ganzen Masse des Weingeistes oder Quecksilbers im Glase beträgt; oder man hat auch zween beständige Puncte in einer gewissen Entfernung von einander gefunden, welche man, ohne sich um die ganze Masse zu bekümmern, in eine gewisse Anzahl Grade getheilet, und damit die Veränderung der Wärme bemerket hat.
[198] Was bey diesen Methoden zu erinnern ist, darf ich hier nicht ausführen, da solches Doctor *Martins* in seiner schönen

Abhandlung von den Thermometern weitläuftig gethan hat*).
Ich für mein Theil finde keine bequemere und sicherere Art,
die Grade auf einem Thermometer abzutheilen, als einige
Puncte von der Höhe des Quecksilbers zu bestimmen. Wenn
das Wasser kocht und zu frieren anfängt, und darnach die
übrigen Grade zu verzeichnen, besonders, wenn man den
Fehler vermeidet, der von der ungleichen Erweiterung des
Thermometerglases durch die Wärme, und den daraus ent-
stehenden Schwierigkeiten eines Grades Grösse, in Ansehung
des ganzen Raumes, den das Quecksilber im Thermometer
einnimmt, zu bestimmen herrühret, worinnen vorbemeldter Herr
D. *Martins*,[20]) auch Herr *Weitbrecht*, und Herr *Poleni* mit
mir übereinstimmen, wie aus den Schriften der petersburgi-
schen Akademie, für 1736. VIII. Bande, 310. und 449. Seite
zu sehen ist. Weil nun *Halley*, *Taglini* u. a., dass diese
beyden Puncte beständig sind, in Zweifel ziehen, so habe ich
es der Mühe werth geachtet, mich dessen durch verschiedene
Versuche zu versichern.

Was den Punct des Gefrierens angeht, hat Herr *Réaumur* solchen bey warmer Witterung mit einer durch die Kunst
gemachten Kälte bestimmet. Andere haben warm Wasser im
Winter in die Kälte gesetzet, und das Thermometer so lange
darinnen gelassen, bis es zu frieren anfing, dass sich nämlich
das Wasser obenher mit einer Schale überzog. Obgleich
diese Art nicht sehr fehlen kann, wenn sie mit Achtsamkeit
angestellet wird, so habe ich doch daraus, [199] das niemand
leugnen wird, das Wasser habe einerley Grad der Kälte,
wenn es zu gefrieren, oder Eis und Schnee zu werden anfängt, mit dem Eise, das wieder im Wasser zu zerschmelzen
beginnt, gefunden. Der Punct des gefrierenden Wassers
lasse sich am genauesten und bequemsten bestimmen, wenn
man das Thermometer im klebrichten Schnee wenigstens eine
halbe Stunde stehen lässt. Welches auch Herr *Newton*
schon lange beobachtet hat, wie aus der philosophischen
Transaction 270 N. erhellet, wo er ohne seinen Namen zu

---

*) Man sehe auch Hrn. *Bülfingers* Abh. de thermometris et cor.
emendatione Act. Petr. T. III p. 196. Herr *de Lisle* hat das Seinige
in den Memoires pour servir à l'histoire et au progres de l'Astronomie, de la Geographie et de la Physique, 267. Seite beschrieben.
Eine leichte Art Thermometer nach des Herrn *von Réaumur* Methode zu machen, findet man im hamburgischen Magazin. I. Band.
2. Stück. 125. Seite. *Kästner*.

melden, eine Tafel von verschiedenen Graden der Wärme gegeben hat.

Diese Versuche habe ich nun zwey Jahre lang in allen Wintermonaten, bey allerley Wetter, und mancherley Veränderungen des Barometers, wiederholet, und allezeit genau eben den Punct am Thermometer gefunden. Ich habe auch nicht allein, wie Herr *Newton* anmerket, das Thermometer in klebrichten Schnee gesetzt, sondern auch bey starkem Winter habe ich kalten Schnee in mein Zimmer ans Feuer gesetzt, bis er klebricht wurde. Ich habe auch einen Kessel mit klebrichtem Schnee, nebst dem Thermometer, in einen eingeheizten Ofen gesetzt, und allezeit gefunden, dass es einerley Punct gewiesen, so lange der Schnee dichte um die Thermometerkugel lag. Ueber dies, dass Niemand daran zweifeln darf, ob der Schnee an allen Oertern in ungleicher Polhöhe einerley Wärme bis zum Schmelzen erhalte, habe ich ebenfalls in Torneå 6 Grad näher ·nach dem Pole als Upsal, mit einerley Thermometer, nämlich Herrn *Réaumurs* seinen, genau eben den Grad bemerket, der 0,2 oder $^1/_5$ Grad über seinen bemerkten Gefrierungspunkt war. Woraus auch erhellet, dass in Paris, welches der Linie 17 Grad näher liegt als Torneå, das Wasser ohngefähr in eben dem Grade gefriert, weil der kleine Unterschied von $^1/_5$ Grad sich Herrn *Réaumurs* Art, den Gefrierungspunct zu finden, zuschreiben lässt.

Was den andern beständigen Punct betrifft, so ist bekannt genug, dass das Wasser nicht mehr Hitze annimmt, [200] nachdem es einmal zu kochen angefangen hat, so lange man auch mit dem Sieden fortfährt, so, dass das Quecksilber im Thermometer allezeit einerley Punct bemerket, was auch Herr *Taglini* dagegen einwendet.

Was diesen Punct veränderlich machen kann, besteht nur vornehmlich in zwo Ursachen. Die erste, dass das Wasser zuerst auf dem Boden zu kochen, und von dar auf die ganze Oberfläche Blasen hinauf zu schicken pflegt, sind aber solche nicht hoch gestiegen, so steht das Quecksilber alsdenn beständig auf einerley Höhe; wenn aber das Feuer mit Gebläse jählinge weiter getrieben wird, so, dass die Wasserblasen sehr zu poltern anfangen, und sehr gross werden, auch hoch in die Höhe fahren, und wenn das Gefässe fast voll ist, über die Ränder gehen, so steigt das Quecksilber etwas höher, und steht dabei unruhig, so lange man mit solchem starken Kochen fortfährt. Diess hat auch Herr *Newton* gefunden, der in

vorerwähnter Tafel saget: Wasser habe angefangen zu
kochen, bey einer Hitze von 33 Gr., u. es könne
nicht leichte durch Kochen stärkere Hitze als 34
Gr. und $^1/_2$ in sich nehmen, so, dass er 34 Grad für
die Hitze des Wassers setzet, wenn es stark kochet (vehe-
menter ebullit).

Damit also alle die, welche sich Thermometer machen
wollen, diesen Punct auf einerley Art bestimmen können, will
ich melden, was für ein Verfahren ich dabey am bequemsten
gefunden habe. Ich lasse das Wasser in einer Theekanne,
von 4 Zoll etwa dicke, so lange über dem Feuer stehen, bis
es zu kochen und aus der Schnauze heraus zu rinnen anfängt. Nachgehends setze ich die Theekanne auf eine Feuer-
pfanne voll glühender Kohlen, und nachdem ich das Thermometer in sie bis auf den Boden niedergelassen habe, lasse
ich einen andern mit einem Blasbalge die Kohlen anblasen,
bis das Wasser wieder zu kochen anfängt, und da steigt das
Quecksilber immer mehr und mehr auf. Ich lasse mit dem
Blasbalge fortfahren, bis die Wasserblasen sehr gross werden,
und sich über die ganze Oberfläche [201] erheben. In diesem
starken Kochen lasse ich das Quecksilber wenigstens 6, 7, bis 8
Minuten stehen, und merke alsdenn seine Höhe für den Punct
des kochenden Wassers an. Es ist hierbey artig, dass
bei jählingem Herausnehmen des Glases aus dem kochenden
Wasser das Quecksilber ein wenig über den Punct des kochenden Wassers springt und gleich wieder sinkt, weil das Glas
von der äusserlichen Kälte in dem Zimmer sich stärker zusammen zieht, und dadurch seinen Raum vermindert als das
Quecksilber in ihn[+]).

Was zweytens den Punct des kochenden Wassers verändert, ist: dass das Wasser mehr Wärme, ehe es kochet,
brauchet, wenn der Druck der Luft stärker ist, und so ge-
gentheils. Und wie die Höhe des Quecksilbers im Barometer
mit der Schwere der Atmosphäre im Gleichgewichte steht,
so hat der erfahrene Mechanicus in Amsterdam, *Fahrenheit*,
beobachtet, dass der Punct des kochenden Wassers, bey dem
das Quecksilber im Thermometer stehen bleibt, allemal der
Quecksilberhöhe im Barometer proportioniret ist.

Ich habe gleichfalls diese merkwürdige Beobachtungen
mit verschiedenen Barometerhöhen sehr genau angestellt, und

[+] Man sehe von solchen Versuchen Herrn *Leutmanns* Abhandlung Act. Petrop. Tom. IIII. p. 216. *K.*

befunden, dass bemeldete Versuche *Fahrenheits* ihre Richtigkeit haben.

In dieser Absicht habe ich nach Gefallen einen Punct
auf meinem Thermometer bezeichnet, unter dem ich allezeit
den Punct des kochenden Wassers beobachten konnte, nachdem sich auch das Barometer veränderte, und das in Zehn-
theilen, oder Granen einer schwedischen geometrischen Linie.
Nämlich: [202]

Barometerhöhe.				Thermometerhöhe.	
Grad.	Zoll.	Linie.	Gran.		Unter dem bemerkten Puncte.
2	6	0	6	1 +	Brunnenwasser K.
				1 +	Flusswasser das 1ste mal.
				0	Flusswasser das 2te mal.
				1 +	Schneewasser.
				1 +	Wasser von der Schlossquelle.
2	5	9	5	2	Brunnenw. A.
2	5	8	9	2 +	Brunnenw. A.
2	5	8	3	3	Brunnenw. A.
2	5	7	6	4 —	Brunnenw. A.
				4 —	Flussw. 1. mal.
				3	Flussw. 2. mal.
2	5	6	8	3	Brunnenw. A. 1. mal.
				3 —	Brunnenw. A. 2. mal.
2	5	4	2	5 +	Brunnenw. A. 1. mal.
				5	Brunnenw. A. 2. mal.
				5	Flusswasser.
2	5	3	3	7	Brunnenw. A.
2	5	2	2	6	Brunnenw. A. 1. u. 2. mal.
				7	Brunnenw. A. 3 mal
2	5	1	9	8 —	Brunnenw. A.
2	5	1	4	8 +	Schneewasser.
				8 —	Flusswasser.
				9 +	Brunnenw. F.
2	5	0	4	10	Brunnenw. A 1 mal.
				8	Brunnenw. A. 2 u. 3. mal.
2	4	9	6	11 +	Brunnenw. F.
2	4	8	9	10 +	Brunnenw. A.
2	4	8	3	9	Brunnenw. A 1 mal.
				10	Brunnenw. A. 2 mal.
2	4	7	8	11	Brunnenw. A.
2	4	7	4	13	Brunnenwasser A.

[203] F. bedeutet einen Brunnen hier in der Stadt, dessen Wasser nicht gut und zum Thee unbrauchbar ist.

K. ein Brunnen mit ziemlich gutem Wasser.

A. ein Brunnen mit gutem Wasser, das ordentlich zum Thee gebrauchet wird.

Alle diese Versuche sind wenigstens zweymal mit einerley Wasser wiederholet worden, aber nur einmal angezeiget, wenn das Quecksilber beydemal gleich hoch gestanden hat.

Es erhellet daraus genugsam, dass des Thermometers Höhe in kochendem Wasser allezeit des Barometers Höhe gemäss ist; nämlich, dass 8 Puncte in dem Thermometer, dessen ich mich bediene, einen geometrischen Zoll Barometeränderung geben, so, dass ein Thermometer, das empfindlich genug ist, oder grosse Grade hat, eben den Nutzen leisten kann, den ein Barometer giebt, wenn man jenes in kochendes Wasser setzet, wobey es leichter mit sich zu führen wäre, als das Barometer, besonders auf Reisen und auf Gebirgen.

Das einzige, was dieses Verhältniss zu einem, oder höchstens zween Granen ändert, scheint daher zu rühren, dass man das Wasser nicht allezeit gleich stark kochen lässt. Vielleicht verursachet auch die Verschiedenheit des Wassers einen kleinen Unterschied, wenigstens sieht man zweymal, dass es im Brunnenwasser F. niedriger steht, als es nach den Verhältnissen der übrigen Höhen seyn sollte, und wiederum steht es im Flusswasser ein wenig höher, als im Brunnenwasser. Aber wie dieser Unterschied noch genauer könnte geprüfet werden, und doch kaum über einen Gran steigt, so kann man ohne einen merklichen Fehler den Punct des Kochens, von was für Wasser man will, brauchen.

Wenn also der Punct des kochenden Wassers beständig bleiben soll, so wird erfordert, eine gewisse Barometerhöhe zu bestimmen, mit dem er allezeit in Verbindung gesetzet wird. Und wie nach allen Beobachtungen der Witterung sowohl hier in Schweden, als anderswo in Europa, die mittlere Höhe des Barometers ohngefähr 25 Zoll 3 Linien beträgt, [204] so ist am besten, den Punct für beständig zu nehmen, den das Thermometer bei besagter Barometerhöhe angiebt.

Ist man also von diesen beyden beständigen Graden versichert, die bey empfindlichen Thermometern in ansehnlicher Weite von einander stehen, so lassen sich die Grade der Thermometer am besten auf folgende Art bezeichnen, dabey man versichert ist, dass verschiedene solche Thermometer in einerley Luft allezeit einerley Grad weisen werden; ·und dass z. E. ein Thermometer, das in Paris gemachet worden, bey gleicher Wärme auf eben der Höhe stehen wird, die ein Thermometer, das zu Upsal gemachet worden, anzeiget.

1) Setzet man den Cylinder des Thermometerglases AB (siehe Fig. 1) in klebrichten Schnee, und bemerket genau den Punct des gefrierenden Wassers C, der so hoch über den Cylinder bey A. seyn muss, als ohngefähr die halbe Entfernung zwischen dem Puncte des gefrierenden Wassers C. und des kochenden D.

2) Wird der **kochenden Wassers Punct** D. bey der Barometerhöhe 25 Zoll und 3 Linien bemerket.

3) Die Weite CD in hundert gleiche Theile oder Grade getheilet, so, dass 0 auf D. und 100 auf C. fällt. Führet man eben diese Grade nachgehends unter C. bis A. fort, so ist das Thermometer fertig [21]).

Wie mein Thermometer auf diese Art eingetheilet ward, so kamen 792 Gran auf die Entfernung DC; und weil 8 Gran einen Grad machen, so muss die Veränderung eines geometrischen Zolles im Barometer einen ganzen Grad auf dem Thermometer betragen. Wollte man also ein Thermometer abtheilen, wenn die Barometerhöhe über oder unter der Mittelhöhe, z. E. 26 Zoll, 0 Linie, 6 Gran [**205**] wäre bey E, so nehme man die Weite EA auf einen Maassstab, z. E. 1196 Gran.

Von dieser Weite nehme man $^1/_{100}$, das ohngefähr 10 Gran ausmachet, die man ohne merkliche Fehler für einen Grad halten kann. Nachgehends sage man: 1 Zoll oder 100 Gran im Barometer geben 1 Grad, der aus zwölf Gran gesetzet würde im Thermometer, wie viel Gran gehören zu der Barometerhöhe über die Mittelhöhe, der 76 Gran in diesem Falle, nämlich 100   76 = 12   9.

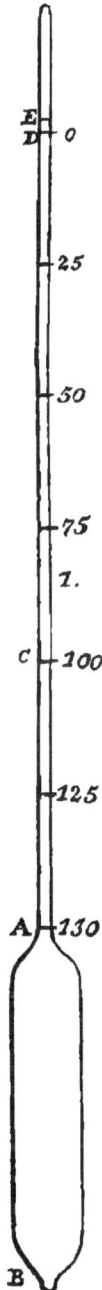

Fig. 1.

Man setzet also 9 Gran vom Maassstabe unter E. nach
D.; wenn die Barometerhöhe über die Mittelhöhe ist, so hat
man den rechten kochenden Wasserpunct. Nachgehends theilet
man DC in 100 Grade u. s. f.

Uebrigens habe ich in dieser Abtheilung die Glasröhre
inwendig durchgehends gleich weit angenommen, das, wie ich
wol weiss, nicht allezeit richtig seyn kann; doch in so engen
Röhren, als zu Quecksilber-Thermometern gebrauchet werden,
pflegt die innerliche Höhlung meist ziemlich gleich weit durchaus zu seyn. Wenigstens habe ich in dreyen auf diese Art
abgetheilten Thermometern gefunden, dass sie allezeit genau
einerley Grad bei allen Veränderungen der Wärme und Kälte
wiesen.

Anmerkungen.

Wir bringen in vorliegendem Hefte alle auf Thermometrie bezüglichen Abhandlungen des bekannten Triumvirates *Fahrenheit*, *Réaumur* und *Celsius*, deren Namen durch bleibende Einführung ihrer Skalen historisch denkwürdig geworden sind.

Bei der eminenten Bedeutung des zuerst von *Galilei* construirten T h e r m o m e t e r s sind alle auf Vervollkommnung desselben hinzielenden Arbeiten von Interesse. Es dürfte nur wenigen Physikern bekannt sein, dass die jetzt nach jenen drei Namen benannten Skalen der ursprünglichen Bestimmung nicht entsprechen, dass namentlich die Methoden von *Fahrenheit* und *Réaumur* dermassen mangelhaft sind, dass die von denselben eingeführten, aber später anders definirten Skalen es kaum verdienen, nach den Autoren derselben benannt zu werden. Es ist nicht leicht, vom heutigen Standpunkte der Wissenschaft aus ein gerechtes Urtheil über Werke der älteren Zeit zu fällen. In ein und derselben Abhandlung findet man Scharfsinn, Umsicht und Gewandheit neben einer kritischen Blindheit, dass man in der That erstaunen muss, wie oft so ganz naheliegende Einwände vom Autor übersehen werden. Zu einer Verurtheilung aber wird man erst dann sich berechtigt fühlen, wenn es den ersten Lesern solcher Abhandlungen schon damals gelang, die Schwächen zu durchschauen. In dieser Hinsicht müssen wir im Folgenden namentlich auf die Kritiken des *Réaumur*'schen Verfahrens hinweisen.

Unsere drei Autoren nahmen eine äusserst verschiedene Stellung in der Welt ein. Wir wollen in Kürze deren Lebensgang beschreiben:

Gabriel Daniel Fahrenheit war ein Deutscher, Sohn eines Danziger Kaufmannes, der, um das Geschäft zu studiren, nach Amsterdam ging. Er war geboren am 14. Mai 1686 zu Danzig. In Holland legte er sich auf das Studium der Physik, machte Reisen nach England und Holland, wurde

praktischer Glaskünstler in Amsterdam und lebte als solcher
von der Anfertigung meteorologischer Instrumente. Dass er
dabei zu Ansehen gelangte, beweist der Umstand, dass er
Mitglied der Royal Society zu London wurde. Er starb im
Alter von 50 Jahren am 16. September 1736 in Amsterdam.
Wir besitzen von ihm nur die fünf Abhandlungen, die wir
sämmtlich im Texte bringen. Sie sind in lateinischer Sprache
geschrieben und enthalten die Beschreibung seiner Thermometer, die eingeflochten wird in die schöne am 2. März 1721
gemachte Entdeckung von der Ueberkaltung des Wassers,
ferner die Beschreibung des ersten brauchbaren Ge-
wichtsaräometers in einer noch heute üblichen Form, sowie
endlich die Entdeckung der Unabhängigkeit des Siedepunktes
vom Luftdrucke und die schöne Erfindung des Thermo-
barometers. Wir haben der Vollständigkeit wegen die kurze,
unbedeutende Abhandlung III mit aufgenommen, weil in vorliegendem Falle in der That leicht sich Alles mittheilen
liess, was *Fahrenheit* überhaupt geschrieben hat. Jedenfalls
bahnte er einen grossen Fortschritt an, indem er einigermaassen
übereinstimmende Skalen fertig brachte. Auch hat er zuerst
Quecksilber zuThermometern verwandt, zuThermoskopen
Christian Wolff schon 1709*). Der schwache Punkt sind seine
schlecht definirten drei Fixpunkte. Dass der Siedepunkt auf
212 fiel, war blosser Zufall. Eine Eintheilung vom Gefrier- bis
zum Siedepunkte in 180 Grade hat *Fahrenheit* nie beabsichtigt.

Am besten hat er wohl den Gefrierpunkt bestimmt, obwohl wir nicht erfahren, wieviel »Eis und Wasser ohne Salz«
er »gemischt« habe.

Die Versuche sind meist älter, als das Datum seiner Mittheilungen es angiebt, denn alle 5 Abhandlungen befinden
sich in den Phil. Transact. vom Jahre 1724, während schon
1721 die meisten Versuche vorlagen.

Von der Frische des Tones, in dem unser Autor schreibt,
sowie von der Bündigkeit seiner Mittheilungen wird der Leser
angenehm berührt.

In vollem Gegensatze finden wir *Réaumur*, der, wie es
scheint, sich um *Fahrenheit*'s fünf Jahre ältere Publicationen
nicht gekümmert hat.

René Antoine Ferchault Seigneur de Réaumur, des Angles

---

*) *Chr. Wolff*, »Aräometriae Elementa« Probl. 36. p. 21. —

et de la Bermondière war drei Jahre älter, als *Fahrenheit.*
Er war geboren 1683 in La Rochelle. Er starb am 17. Oc-
tober 1757 in Bermondière, seinem Schlosse im Maine. Er
hatte die Rechte studirt, wandte sich jedoch der Technik zu,
wurde 1708 Mitglied der Akademie der Wissenschaften zu
Paris, wohin er bereits 1703 übergesiedelt war. Er hat sehr
viel Technisches publicirt, und kam erst ziemlich spät zur
Construction seiner Thermometer und den durch diese ange-
regten Studien.

In damaliger Zeit finden wir die Arbeiten der französischen
Gelehrten oft in einer behaglichen Breite angelegt. Bei
Réaumur mochte noch der Wunsch, populär zu schreiben und
den Glaskünstlern verständlich zu sein, jene Ausführlichkeit in
der Beschreibung der Handgriffe und Methoden befördert haben.

Zur vollen Würdigung der Bestrebungen *Réaumur's* gehört
eine Kenntniss der vorangehenden Arbeiten, namentlich der
Versuche *Amontons's*, brauchbare Thermometer herzustellen*).
Verständlich wird uns *Réaumur* nur, wenn wir bedenken, dass
er 1. mit *Fahrenheit's* Bestrebungen nicht bekannt war,
2. dass er vom Quecksilber als Thermometerflüssigkeit nichts
wissen wollte, und 3. dass ihm das bisher allein brauchbare
Luftthermometer nicht genügte. Es stand ihm daher völlig
fest, dass er überall vergleichbare Weingeistthermometer zu
construiren habe. Trotz der erwähnten Breite der Darstellung
lesen sich die Abhandlungen angenehm. Man fühlt dem Autor
die Freude am Gelingen seines Werkes ab; die eingeschlagene
Bahn verfolgt er unerbittlich, wird auch durch die schöne
Entdeckung der Volumencontraction beim Mischen von Flüssigkeiten belohnt. Wir glaubten die bezügliche dritte Abhandlung bringen zu müssen, weil sie mit den beiden ersten
zu einem abgerundeten Ganzen gehört.

Réaumur braucht in der That nur einen Fixpunkt zur
Construction seiner Thermometer, weil er sich vornimmt die
Flüssigkeit zu definiren, die allgemein angewandt werden soll
und deren relative Ausdehnung die Grade bestimmt. Principiell
ist dagegen nichts einzuwenden. Hätte er Quecksilber dem
schwer zu handhabenden Weingeist vorgezogen, so wäre ihm
Alles fast tadellos geglückt. Allein das Quecksilber besass
nach seiner Meinung bei der Erwärmung ein zu geringes

---

*) Wir gedenken die bezüglichen Arbeiten *Amontons's* in den
Klassikern zu bringen.

Ausdehnungsvermögen; an der Bestimmung des Weingeistes
aber scheiterte er so gründlich, dass er sogar vor der unmittelbar folgenden Kritik der Zeitgenossen nicht bestehen
konnte. Mit Staunen lesen wir sein Verfahren zur Bestimmung
des Siedepunktes des Wassers. Wenige Jahre später erschien
von *George Martine*: »Essays medical and philosophical«
London 1740, in welchem Buche ein umfangreicher werth-
voller Abschnitt über Thermometrie zu finden ist. *Martine*
rügt zunächst die Bestimmung des Gefrierpunktes, da *Réaumur*
bei der Grösse seiner Thermometerkugeln nicht lange genug
dieselben dem Gefrierpunkt des Eises exponirt. Ueber den
anderen Fixpunkt sagt *Martine* wörtlich pag. 202: »Wenn
wir Herrn *Réaumur*'s Gefrierpunkt kein Zutrauen schenken
können, was sollen wir von dem anderen, dem Siedepunkt
sagen? Derselbe ist bei jenem Verfahren völlig vage und
unsicher. So wie Wasser, von schmelzendem Zinn umgeben,
obgleich es stark siedet, unmöglich über seine Siedetemperatur
erhitzt werden kann und kälter als seine Umgebung bleiben
muss; gerade so kann Weingeist, in kochendes Wasser gestellt,
niemals solch eine Hitze annehmen, sondern wird stets kälter
bleiben, wenn er auch noch so stark brodelt. Weingeist kann
gar nicht solch eine Hitze (such a great heat) annehmen, wie
Herr *Réaumur* ihm zuspricht, und die Differenz ist nicht
einmal klein. Ich finde für hoch rectificirten Weingeist
175° F., während Wasser 37° höher siedet . . . . .«
    In der That wäre es wünschenswerth, dass die heute noch
so vielfach im Gebrauche stehende angeblich *Réaumur*'sche
Skala definitiv beseitigt würde. *Réaumur* hat verwandte Gebiete der Physik gefördert, die Thermometrie dagegen wurde
tüchtig in Verwirrung gebracht. Die jetzige R. Skala ist
weit von der echten alten *Réaumur*'schen entfernt. Es sei
gestattet, an Jean André *Deluc*'s Bemerkungen hierüber zu
erinnern. Er schreibt in seinen »Nouvelles idées sur la
météorologie«. Paris 1787, deutsche Ausg. Seite 28 § 34
»Die Vergleichbarkeit erfordert wesentlich entweder zwei feste
P u n k t e, welche der Skale zur Basis dienen, oder E i n e n
festen P u n k t, der auf eine Substanz angewendet wird,
deren individuelle Theile alle auf gleiche Art durch die
Feuchtheit verändert werden. Auf diese Weise haben die
Herren *de Réaumur* und *de Lisle* gesucht, ein Thermometer
zu verfertigen; der erste durch Gefrierung, als einen festen
Punkt, und durch das Maass der Ausdehnungen eines gewissen

Weingeistes, um von diesem Punkte auszugehen; (denn so ist das Thermometer des Herren *de Réaumur* beschaffen, von dem so viele Physiker sprechen, ohne einmal zu wissen, was es war), und der letzte durch die Hitze des kochenden Wassers als festen Punkt, und durch das Maass der Verdichtungen des Quecksilbers, um von diesem Punkte auszugehen«. Hier folgt die Anmerkung *de Luc*'s: »Ob ich gleich nicht Ursache habe, zu glauben, das viele Physiker mein weitläufiges Werk über die Modificationen der Atmosphäre mit ununterbrochener Aufmerksamkeit gelesen haben; so verwundere ich mich dennoch, dass so viele das *Réaumur*'sche Thermometer ein Quecksilberthermometer nennen, das zwischen den Temperaturen des schmelzenden Eises und kochenden Wassers, bey einem gegebenen Barometerstand, in 80 Theile getheilt sei. Als ich diese Skale aus gegründeten Ursachen angenommen, und die correspondirenden sehr verschiedenen Gänge dieses und des *Réaumur*'schen Thermometers festgesetzt hatte; so rieth mir Herr *de la Condamine*, dem ich dies Werk im Manuscript mittheilte, die Zahl 80 zu verändern, weil dieses bey der so gewöhnlichen Unachtsamkeit so gar mancher Physiker Irrthum veranlassen möchte. Ich kannte diese Unachtsamkeit noch nicht so gut wie er, und bauete zu viel auf zwei Betrachtungen, wovon ich eine anzeigte, und die andere eine unzeitige Bescheidenheit war. Zuletzt gereuet es mich, da ich durch die Erfahrung die Prophezeihung des Herren *de la Condamine* bestätigt finde«.

Viele historische Anmerkungen von Werth über *Réaumur's* und seiner Zeitgenossen Bestrebungen findet man in

G. G. Hauboldus, »De Thermometro Réaumuriano«. Lipsiae 1771.

Dr. Fr. Burckhardt, »Die wichtigsten Thermometer des achtzehnten Jahrhunderts« Basel 1871.

J. H. Lambert: »Pyrometerie oder vom Maasse des Feuers und der Wärme.« Berlin 1779.

Namentlich die letztgenannte Schrift giebt ein werthvolles Material, das weit die sonst anerkennenswerthen Versuche *G. Martine*'s, alle bekannt gewordenen Skalen miteinander zu vergleichen, übertrifft. Nicht weniger als 19 verschiedene im Gebrauche befindliche Skalen stellt *Lambert* zusammen, während *Martine* deren nur 13 bearbeitet hat. Unter diesen 19 Skalen kommen drei *Réaumur*'sche vor, nämlich: 1) die Skale, die *Réaumur*

beabsichtigt hatte, 2) die Skale, die man an Quecksilberthermo-
metern angebracht und nach *Réaumur* benannt hat, und 3)
die Skale, die *Réaumur's* Erfolg darstellt, die aber nicht mit
seinen Intentionen stimmt! Es ist ein blinder Zufall, dass die
letzteren beiden Skalen von — 15° bis + 15° sehr nahe
miteinander übereinstimmen. In seiner gewohnten pikanten
Weise schreibt *Lambert* pag. 63, § 116: »Bey den bisher
angegebenen Vergleichungen habe ich die Ausdehnung der
Materien durch die Wärme einander proportional gesetzt. Die
Materien waren Luft, Leinöl und Quecksilber, und sie gehen
auch in der That wenig von einander ab. Ich habe auch
bereits schon angemerkt, dass der Weingeist, zumal wenn
er eingeschlossen ist, hieran eine Ausnahme mache, die man
auch überhaupt bey den wässerichten Materien findet. *Réaumur* wusste es, und dennoch gab er den Thermometern von
Weingeist den Vorzug. Er liess an seinen Thermometern
grosse Kugeln von zween bis drey Zoll Durchmesser, und
machte sie gerade dadurch desto unempfindlicher und langsamer in ihrem Gange. Er wählte den Grad des frierenden
Wassers oder schmelzenden Eises, und die vom siedenden
Wasser zum Grunde der Eintheilung und da er fand, dass
sein Weingeist sich von 1000 zu 1080 ausdehnte, so theilte
er auch den Zwischenraum in 80 Theile«.

Der Leser wird sich davon überzeugen, dass man die
Originalarbeit *Réaumur's* kennen muss, um Bescheid in der
Frage zu erhalten. Die Berichte sind alle gar zu flüchtig
gehalten. Weiter schreibt *Lambert* in § 117: »Dieses schien
alles ganz gut ausgedacht zu seyn, und viele, die lieber dem
Herrn von *Réaumur* eine Höflichkeit erweisen als die Sache selbst
untersuchen wollten, fanden seine zwo Abhandlungen hierüber
vortrefflich. Indessen waren nicht alle so leichtgläubig. Ein
auf die Pariser Sternwarte, neben das alte *La Hirische* ge-
setztes Thermometer wurde nach einigen Jahren gegen ein
anderes, das besser gerathen seyn sollte, umgetauscht. Man
hörte nach und nach von ganz unglaublichen Graden sprechen,
die in verschiedenen Welttheilen mit dem *Réaumur'*schen Thermometer beobachtet worden. Die Vergleichung desselben mit
Quecksilber-Thermometern wollte auch nicht von statten gehen.
Ueberdies trat auch bald *Micheli du Crest* auf und beschuldigte
das *Réaumur'*sche Thermometer, dass daran die zum Grunde
gelegten Grade gar nicht getroffen worden, und besonders dass
sein Grad des siedenden Wassers nichts wenigers als das,

sondern nur der Grad des siedenden mittelmässigen Weingeistes sey. *Martine* in seinen Abhandlungen über die Thermometer und Grade der Wärme führte ähnliche Klägden, und
erhielt den Beyfall des Herrn von *Mairan*. Endlich hat auch
ganz neulich Herr *de Luc* sich in seinen Modifications de
l'Atmosphère über dem *Réaumur*'schen Thermometer sehr lange
aufgehalten, und die Mühe genommen, ein Thermometer zu
verfertigen, welches nach *Réaumur's* Vorschrift eingetheilt war,
um dessen Fehler noch mehr aufzudecken. Aus allem ergab
sichs, dass was *Réaumur* für 80 Grade ausgab, an seinen
Thermometern in der That 90, 100 bis 110 Grade austrug,
und dass sie nichts weniger als übereinstimmend waren«.

Erst *Michel du Crest* schmilzt sein Weingeistthermometer
zu und bestimmt alsdann erst den Siedepunkt des Wassers.
Hierzu bemerkt *Lambert*: »Vielleicht wusste er nach Anleitung
des *Papin*ischen Siedetopfes, dass eingeschlossen Wasser einer
grösseren Wärme und Ausdehnung fähig ist, und so konnte
er schliessen, dass auch der Weingeist im Thermometer ganz
eingeschlossen werden müsse, wenn er die Hitze des siedenden
Wassers aushalten soll«.

Bei *de Luc* finden wir in der That keine abfällige Kritik
der *Réaumur*'schen Methoden. Ueber *de Luc* eigene thermo-
metrische Leistungen spricht recht unsanft *Lambert* § 127:
»*de Luc* war unstreitig sehr emsig, und trägt in seinem
Werke ungemein Sorge, dass seinen Lesern auch nicht das
geringste von seinen Bemühungen unbekannt bleibe, damit sie
ihm fein Dank dafür wissen mögen. Meines Erachtens wird
die Sache selbst dadurch nicht gut gemacht. Sie bleibt was sie
ist, und muss immer an und für sich betrachtet werden. Und so
hätte Herr *de Luc* in einem 4mal kleineren Werke 4mal mehr
sagen können, als er wirklich gesagt hat. Ich verstehe, dass das
Gesagte nicht nach den Worten, sondern nach den Gedanken
müsse gemessen werden.« Trotzdem benutzt er mehrfach *de
Luc*'s Rechnungen, und würdigt besonders seine Thermometer-
Beobachtnngen. Nach dem Jahre 1733 ist *Réaumur* nicht
mehr auf Thermometrie in seinen Publicationen zurückge-
kommen. Dagegen suchte der Abbé Jean Antoine *Nollet*
(1700—1770) in *Réaumur*'s Sinne weitere Vervollkommnungen
ins Werk zu setzen.

Man ist überrascht, wenige Jahre später unsere heutigen
Fixpunkte in schärfster klarer Definition bei *Celsius* zu finden.
Die einzige Abweichung besteht in der späteren Umkehr der
Skale, denn *Celsius* nannte den Siedepunkt 0, den Gefrierpunkt 100.
Anders Celsius, geboren am 27. November 1701 in
Upsala, gestorben am 25. April 1744 in Upsala, war ebenda
Professor der Astronomie seit 1730. — Er hatte von 1732
an einige Jahre in Deutschland, Italien und Frankreich zuge-
bracht, war Mitglied der Akademie der Wissenschaften zu
Stockholm und der Societät zu Upsala. Seine Arbeiten sind
sämmtlich astronomischen Inhalts und enthalten einige Notizen
über Meteorologie und Erdmagnetismus. Wir bringen den
Text der Abhandlung: »Observationer om tvenne beständiga
grader på en thermometer« aus den Vetensk. Akad. Handl. vom
Jahre 1742. Die deutsche Uebersetzung ist von *Küstner* vom
Jahre 1750.

Die Einführung der 100 theiligen Skale in Frankreich ist indess sicher nicht auf den Vorgang von *Celsius* zurückzuführen.
Schon 1740 trat *du Crest* mit vielen Argumenten gegen *Réau-*
mur's Verfahren auf. Er benutzt bereits den Quecksilbertropfen,
um die Capillarröhren zu calibriren, verwirft jedoch das Quecksilber als Thermometerflüssigkeit, schon weil es gar zu schwer
sei, es zu reinigen, er verwirft ferner den Gefrierpunkt des
Wassers als unzuverlässig und wählt für den Ausgang der
Theilung das »tempéré« der Erde. Von dieser Temperatur
bis zum Siedepunkt das Wassers nimmt er eine Skale, die er
in 100 Theile theilt. Dadurch erzielt er Grade, welche nahe
mit der Réaumur-Skale übereinstimmen, denn dass *Réaumur*
niemals den wahren Siedepunkt des Wassers bekommen, durch-
schaut *du Crest*. Doch ist er noch an *Réaumur's* Gedanken
der relativen Volumzunahme des Weingeistes gebunden, denn
er spricht von seiner bestrectificirten Qualität, deren Ausdehnung von 909 beim »tempéré« bis 1009 im siedenden
Wasser reiche. Bei *Réaumur's* Thermometern hatte *du Crest*
Siedepunkte statt bei 80 verschieden gefunden: zwischen 105,
und 115 Grad. — Seinen Nullpunkt nannte er »tempéré du
globe«. Aus diesem Allem ist ersichtlich, dass eine bleibende
100 theilige Skale von *du Crest* keineswegs erreicht wurde.
Dagegen 1743, also ein Jahr später als *Celsius*, trat *Christin*
auf, der zum Quecksilber mit Entschiedenheit zurückkehrt.

Auch hat er dieselben Fixpunkte, wie *Celsius*, nur berück-
sichtigt er nicht die mit dem Drucke veränderlichen
Siedepunkte, obwohl 19 Jahre seit *Fahrenheit*'s Entdeckung
vergangen waren!

Der Behauptung *Burckhardt*'s (l. c. pag. 24) muss man bei-
pflichten, dass »*Christin*'s Thermometer das centesimale fran-
zösische Quecksilberthermometer sei«. *Christins* Studien datiren
übrigens mindestens seit 1736. — Schon am 13. Juli 1740
entscheidet er sich für das Quecksilber, später klagt er mehrfach über Schwierigkeiten bei Bestimmung des Gefrierpunktes,
bis er 1743 fertig zu sein glaubt und schreibt: »Wenn das
Publikum die neue Eintheilung in 100° annehmen will, so
glaube ich, dass es daran gut thut, will es anders, so werde
ich mich darüber nicht ärgern; denn ich finde Genugthuung
in dem Gedanken, mein Bestes gethan zu haben«. — Um
Messung höherer Temperaturen haben alle genannten Forscher
sich wenig gekümmert.

Schliesslich sei in Betreff des *Réaumur*'schen Thermometers
noch erwähnt, dass schon 1743 in Frankreich ein solches
mit Quecksilber gefertigt und dennoch nach *Réaumur* benannt
wurde. In einer Abhandlung von *François Boissier de Sau-
vages*, Professor der Botanik an der Universität Montpellier,
und Mitglied der Leopoldinischen Akademie, betitelt: »Nach-
richten von denen Seidenwürmern, und von der sichersten Art
sie aufzuerziehen« in »Memorie sopra la fisica e istoria naturale«
Lucca 1743. Deutsch im Hamburg. Magazin Bd. I. pag. 125
findet sich nachstehender Passus, der bereits sehr an das
heutige Verfahren erinnert.

»Die Art Quecksilberthermometer zu machen, die mit des Herrn von Réaumur seinen übereinstimmen«.

»Man nimmt ein gläsern enges Haarröhrchen, das auf einer
Seite offen ist, und auf der andern ein Kügelchen von drey
oder vier Linien im Durchmesser hat. Man bringt dieses
Kügelchen über Feuer, indem das Obertheil der Röhre in ein
Papier gestecket, oder damit bewickelt ist, darinnen sich
wohlgereinigtes Quecksilber befindet, dieses wird in die Röhre
hineindringen, daselbst aufwallen, alle Luftbläschen werden
davon gehen, und das Thermometer wird gefüllt seyn. Alsdann lässt man es kalt werden, so dass das Papier noch
beständig voll Quecksilber erhalten wird, und man solches
nicht eher wegnimmt, als wenn die Kugel ist in kalt Wasser

gesetzet worden, und die völlig erkältete Röhre ganz voll
Quecksilber ist. Nach diesem setzt man das Thermometer in
ein Gefäss mit kochendem Wasser, das Quecksilber wird sich
alsdann ausbreiten, und zum Theil durch die Oeffnung heraus-
gehen; wenn nichts mehr heraus geht, setzt man Thermometer
in Schnee oder geschabtes Eis, so wird das Quecksilber bis
auf einen gewissen Punkt heruntersinken, den man mit 0 wie
den obersten Punkt mit 87 bezeichnet[*]. Also wird 0 der
Grad des Gefrierens, und 87 der Grad der Hitze im kochenden
Wasser seyn. Alsdann theilt man den Raum zwischen beyden
in 87 gleiche Theile, die man mit ihren Zahlen 0, 5, 10, 15
u. s. f. über 0 und bis 15 unter 0, auf das Täfelchen schreibt,
daran das Thermometer gemacht wird, so ist es fertig. Es
wird desto empfindlicher seyn, je enger die Röhre und je
weiter die Kugel ist«.

Die Theilung in 87 Grade wird leider nicht motivirt; sie
ist nicht ohne Interesse, wenn man den Text in *Réaumur's*
erster Abhandlung vergleicht. Die so sehr ungleiche Ausdehnung von Weingeist und Quecksilber wird schlechtweg
ignorirt. So ist denn *Réaumur's* Streben, die relative Volumenzunahme seines Weingeistes als Skale zu erwählen, ohne
weiteres schon nach 12 Jahren bei Seite geschoben.

Zu Fahrenheit's Abhandlungen.

1) *Zu S. 4.* Es ist dieses das erste mit Quecksilber
gefertigte Thermometer. Zwar hat *Christian Freiherr von
Wolf* schon früher, 1709, Quecksilber verwandt, aber nur zu
Thermoskopen.

2) *Zu S. 7.* Von drei Fixpunkten spricht wohl nur
Fahrenheit. Der unterste Punkt wird bestimmt in einer Kälte-
mischung, deren quantitative Zusammensetzung nirgends angegeben wird.

3) *Zu S. 12.* Siehe Einleitung auf Seite 126.

4) *Zu S. 17.* Siehe Seite 126.

Anmerkungen zu Réaumur's Abhandlungen.

1) *Zu S. 23.* Vor *Amontons* hat schon *Halley* im
Jahre 1693 die Constanz des Siedepunktes beobachtet, siehe

---

[*] Wegen der Zahl 87 vergl. vorstehend Seite 47 der *Réaumur'*schen Abhandlung. D. H.

Philosoph. Transact. of London a. 1693: »Several experiments made to examine the nature of the expansion and contraction of fluids, by heat and cold, in order to ascertain the divisions of the thermometer« pag. 650. In dieser Abhandlung wird auch schon das Quecksilber, obwohl bedingt, empfohlen und darauf hingewiesen, dass die Temperatur des Quecksilbers im Barometer beachtet werden müsse. Aber auch *Newton* scheint schon 1680 die Constanz des Siedepunktes gekannt zu haben, denn wir finden folgende Stelle in seiner Philos. natural. Princ. math. Amstelodami 1723 (ursprünglich 1687 erschienen) pag. 372 »lux solis, cui calor proportionalis est, septuplo densior est in orbe Mercurii quam apud nos: et Thermometro expertus sum quod septuplo Solis aestivi calore aqua ebullit«, und später pag. 466: »Calor aquae ebullientis est quasi triplo major quam calor quem terra arida concipit ad aestivum Solem, ut expertus sum: et calor ferri candentis (si recte conjector) quasi triplo vel quadruplo major quam calor aquae ebullientis« (s. auch *Burckhardt*, die Erfind. d. Therm. 1867 pag. 17 und die wichtigsten Therm. 1871, pag. 3).

2) *Zu S. 28.* Gegen diese starken Dimensionen spricht *Réaumur* sich selbst später aus auf Seite 55, wo die Unempfindlichkeit richtig gekennzeichnet wird.

3) *Zu S. 44.* Siehe die Einleitung S. 128, in welcher *Martine*'s scharfe Kritik dieses Verfahrens mitgetheilt wird.

4) *Zu S. 49.* Hier herrscht eine Verwirrung über die Volumzunahme.

5) *Zu S. 49.* Hier tritt zum erstenmale die bekannte Zahl 80 für den Siedepunkt auf. Welche Temperatur *Réaumur* wirklich gehabt hat, ist nicht mehr zu erkunden möglich. (s. Einleitung Seite 131.)

6) *Zu S. 50.* Es sei die zum Gemische zu nehmende Wassermenge $= H$, und die Weingeistmenge $= A$; die Menge des Gemisches betrage G und es seien die Ausdehnungscoefficienten beziehentlich h, a und g, so hat man nach *Réaumur* sich folgenden Ansatz zu denken:

$$H \cdot h + A \ a = G \ g \qquad 1)$$
$$H + A = G \qquad 2)$$
folglich
$$H (h - a) = G (g - a)$$
und
$$A (a - h) = G (g - h)$$
mithin
$$\frac{H}{A} = \frac{a-g}{g-h}$$

Wenn also $h = 3 \cdot 75$ Prozent, $a = 8 \cdot 75$ und verlaugt wird $g = 7 \cdot 5$, so ist $H \quad A = 1 \cdot 25 \quad 3 \cdot 75 = 1 : 3$ und richtig ergiebt sich auch

$$(a - g) h + (g - h) a = g \quad a - h)$$

d. h. Mengen, die sich verhalten wie die Differenzen der Coefficienten, also $(a - g)$ Wasser mit $(g - h)$ Alcohol, geben ein Gemenge $a - h$ mit dem gewünschten Coefficienten g. Offenbar wird bei diesem Ansatz von der Volumverminderung während des Vermischens abgesehen. *Réaumur* hat dieselbe bald nachher entdeckt. (s. III. Abhandlung v. *Réaumur*, S. 100.)

7) *Zu S. 52*. Durch sämmtliche Abhandlungen kann sich *Réaumur* nicht entschliessen, kurz und bündig von Graden der Temperatur nach seiner Skale zu sprechen. Hier tritt eine »für die Inspiration heisse Luft« auf, auf derselben Seite 52 eine »den Parisern angenehme Sommertemperatur«.

8) *Zu S. 60*. Um $10\frac{1}{4}°$ R. auszudrücken, braucht unser Autor wieder 7 Zeilen; die erste halbe Zeile hätte genügt.

9) *Zu S. 61*. Der Autor bezieht sich auf die hier folgende Abhandlung Seite 100.

10) *Zu S. 63*. Wir finden hier eine Bemerkung, die heutzutage wohl fortfallen dürfte, damals aber völlig am Platze war. Hatte doch *la Hire* seit 1670 an seinem Thermometer Beobachtungen angestellt und von diesem Instrumente theilt er mit, dass es im Keller der Sternwarte 48° gezeigt habe, und ferner dass »die Luft in einem offenen Saale zu der Zeit, wenn es auf dem Felde friert, 32° zeigt«, und diese Angabe wurde alle Jahre aufs Neue der Akademie vorgelesen, wenn *la Hire* über seine Wetterbeobachtungen Bericht erstattete! S. auch Burckhardt, pag. 5.

11) *Zu S. 81*. Die hier zu Tage tretende Verwirrung der Vorstellungen über Wärmeleitungsfähigkeit ist auch nicht mehr als zeitgemäss anzuerkennen, wie man aus *Martine* entnehmen kann.

12) *Zu S. 85*. Die Versuche sind beachtenswerth, weil es die ersten über Absorption überhaupt angestellten sind nach dem *Mariotte*'schen. (S. auch Seite 88.)

13) *Zu S. 87*. Diese Ueberlegung ist wohl erstaunlich. Das gemessene Luftvolumen 54 Theile, befindet sich doch im gesammten Weingeist absorbirt. Das Volumen des letzteren ist nicht mitgetheilt. Der Ausspruch wird noch auffälliger, wenn man die nun folgende strikt entgegengesetzte Speculation verfolgt. Seite 88 ff.

14) *Zu S. 91.* Auch hier fehlt eine genaue Angabe des Weingeistvolumens. Nehmen wir an, es seien die 54 Theile von 800 oder 1000 Theilen Weingeist absorbirt gewesen, so stimmt dieses recht gut mit dem Absorptionscoefficienten, denn letzterer ist für Wasser $= 0.018$, für reinen Alcohol 0.155. Ein verdünnter Alcohol absorbirt also 18 bis 155 Theile auf 1000.

15) *Zu S. 93.* Die Contraction des Wassers unterhalb 4° war dem Autor noch nicht bekannt. Die ganze Erklärung ist hinfällig.

16) *Zu S. 94.* Das ist ein Irrthum. (S. Anm. 14.)

17) *Zu S. 100.* Das ist wohl so zu verstehen, dass allmählich das Pulver vom Wasser durchsetzt wird, so dass das Nachfüllen möglich wird.

18) *Zu S. 107.* Es ist schwer zu verstehen, warum der Autor nicht den Gedanken gegenseitiger Durchdringung erfasst, der doch auf keine Weise beseitigt werden kann.

19) *Zu S. 115.* Ueber diesen Gegenstand vergl. *Lemery* »Cours de chimie« 1675 und *Pogg.* »Geschichte der Chemie« II. pag. 308.

Zu Celsius' Abhandlung.

20) *Zu S. 118.* Richtiger geschrieben *Martine.* (S. Einl. z. d. Anm.).

21 *Zu S. 123.* Im 11. Bande der Abh. der schwed. Akad. findet man angegeben, dass die von *Celsius, Strömer* und *Eckström* in Schweden verfertigten Thermometer am Gefrierpunkte 0, beim Siedepunkte 100 haben. Wann wird diese Skale allein und allgemein im Gebrauche sein? Wenn doch das 20. Jahrhundert von Skalen nach *Fahrenheit* und *Réaumur* verschont bliebe!

Inhaltsverzeichniss.

D. G. Fahrenheit.

Réaumur.

Inhaltsverzeichniss. 139

www.ingramcontent.com/pod-product-compliance
Lightning Source LLC
Chambersburg PA
CBHW021714210326
41599CB00013B/1647